Les Mots de la pharmacie

Une histoire linguistique de la pharmacie

Acteurs de la Science

Fondée par Richard Moreau,
professeur honoraire à l'Université de Paris XII
Dirigée par Claude Brezinski et Roger Teyssou

La collection Acteurs de la Science est consacrée à des études sur les acteurs de l'épopée scientifique moderne ; à des inédits et à des réimpressions de mémoires scientifiques anciens ; à des textes consacrés en leur temps à de grands savants par leurs pairs ; à des évaluations sur les découvertes les plus marquantes et la pratique de la Science.

Dernières parutions

Roger TEYSSOU, *Nouveau dictionnaire mémorable des remèdes d'autrefois,* 2018.
Jean-Paul WALCH, *Naissance de la chimie*, 2018.
AMIC, *Le temps, Une approche interdisciplinaire,* 2018.
Jean-Louis MILLOT, *Le discret pouvoir des odeurs*, 2018.
Pierre CHARLES-DOMINIQUE, *Histoire de la découverte des faunes tropicales. Les progrès de la pensée scientifique*, 2018.
Marceau FELDEN, *De Darwin à Einstein, Deux aventuriers du savoir,* 2018.
Auguste MARIE, *La psychanalyse et les nouvelles méthodes d'investigation de l'inconscient*, 2018.
Roger TEYSSOU, *Jérôme Fracastor (1478-1553), De la nature des choses à la nature des germes,* 2017.
Alain GIRET, *Les températures et l'effet de serre. Essai sur l'histoire et l'avenir du climat,* 2017.
Edouard PÉLISSIER, *Ambroise Paré. Chirurgien des soldats et des rois (1510-1590)*, 2017.
Letizia JOUFFROY, *Bach et Händel, Deux musiciens illustres dans le noir, Les barbiers à l'aube de la chirurgie*, 2016.
Michel ROUFFET, *Mais comment en est-on arrivé là ? La terre de 4000 à 4,5 milliards d'années,* 2016.
Roger TEYSSOU, *Jean Wier. Des dieux, des démons, des sorcières,* 2016..

Tithnara SUN

Les Mots de la pharmacie

Une histoire linguistique de la pharmacie

L'Harmattan

5-7, rue de l'Ecole-Polytechnique, 75005 Paris

www.editions-harmattan.fr

ISBN : 978-2-343-15202-8
EAN : 9782343152028

Aux Pomoû.

Remerciements

Ce travail est né de l'inspiration que mes maîtres ont su m'insuffler. Ceux de l'école de la République m'ont appris la culture, la raison, la tolérance. Ma gratitude la plus émue va à Mme Rafanel, à Mme Bühler, à Mme de Cloedt, M. Bitbol et à Mme Merlier-Espenel. Rubereti, Jean-Claude, Mathilde, 志保, Lizzy, les soleils d'Afrique et Marcel m'illuminent constamment de leur exemple.

Ma reconnaissance doit également aller aux aimables relecteurs qui ont pu confirmer ou nuancer le matériau que j'ai pu trouver par ailleurs, c'est-à-dire à Ada, à Guillaume Jacques, à Iñaki, à Lizzy une fois de plus, à Louis de Gouyon Matignon, à Sarah.

Je souhaite enfin remercier mes parents, mon frère et ma sœur, ainsi que toute cette famille de France et d'ailleurs dont l'amour donne une juste mesure de l'infini. J'ai une pensée pour ceux qui nous ont quittés trop tôt et pour qui, les ayant apprivoisés, nous sommes devenus pour toujours responsables [204, p. 76].

Avant-propos

Le présent ouvrage est adapté d'une thèse pour l'obtention du diplôme d'État de docteur en pharmacie présentée et soutenue publiquement à l'université Paris-Descartes le 3 juillet 2017, devant un jury présidé par Mme Sylvie MICHEL et comprenant Mme Valérie DIAS, M. Alain GOUYETTE et M. Marcel-Louis VIALLARD, avec le titre suivant : *Le vocabulaire fondamental de la pharmacie au sein de systèmes sociolinguistiques historiquement et géographiquement divers*. Les possibles liens d'intérêt y sont indiqués.

J'ai voulu que ce travail puisse être utile à qui cherche une information, et agréable à qui veuille bien me suivre dans cette promenade. Malgré le regret d'avoir dû lentement me hâter pour en venir à bout, je souhaite qu'il fasse honneur à mes proches et aux us de notre *parens scientiarum* [202], car j'ai eu l'ambition de paraphraser Thucydide : « κτῆμά τε ἐς αἰεὶ μᾶλλον ἢ ἀγώνισμα ἐς τὸ παραχρῆμα ἀκούειν ξύγκειται » [19, 1.22.4].

J'ai essayé de ne pas trop m'étendre ; c'est de toute évidence un échec : j'en ai déjà trop dit.

T. A. Sun

Abréviations

ap. J.-C.	après Jésus-Christ
art.	article
av. J.-C.	avant Jésus-Christ
BnF	Bibliothèque nationale de France
chap.	chapitre
^{e}, ^{er}	-ième, -ier
dir.	direction
éd.	édition
etc.	*et cetera*
fig.	figure(s)
M., Mme	monsieur, madame
OMS	Organisation Mondiale de la Santé
ONU	Organisation des Nations unies
p.	page
t.	tome
v.	vers

Hic et ubique terrarum.

Introduction

1
Intérêt des thématiques de recherche

1.1 Situation contemporaine de la pharmacie

Les grands scandales sanitaires qui ont éclaté en France au XXe siècle (amiante, Distilbène, Chlordécone, hormone de croissance, Isoméride, sang contaminé) reposent tous sur une substance ou une préparation influant sur l'état de santé, la plupart avec une visée thérapeutique intéressant de ce seul fait directement la pharmacie, au moins d'un point de vue juridique.

Si ces événements ont connu le retentissement que l'on sait, c'est parce que, dans une société se préoccupant de plus en plus de la santé (ce que traduit l'intérêt croissant des médias pour les problématiques qui s'y rattachent), les questions de l'autorité, de la responsabilité et du rôle des professionnels dans le cadre sanitaire ont été mis en cause, interrogés et, parfois, redéfinis, c'est-à-dire renégociés.

Le présent travail a pour objet de mettre en perspective sur de grandes échelles de temps et d'espace les définitions que l'on peut vouloir donner à la profession de *pharmacien.*

1.1.1 Rôles traditionnels

Il est connu que l'*apothicaire* tenait autrefois le rôle aujourd'hui dévolu au *pharmacien.* Au travers de cette opposition se cache un enjeu qui dépasse de loin la simple terminologie puisqu'on peut y voir toute une rhétorique de la modernité.

À ce qu'a pu être la « pharmacie », on associe l'image d'un apothicaire préparant de manière artisanale, avec mortier et pilon peut-être, des mixtures à base de plantes dans une officine où s'aligneraient les pots de porcelaine. Près du comptoir s'érigerait un antique trébuchet et une place de choix serait éventuellement laissée à la caisse enregistreuse.

On s'imagine peut-être ainsi l'environnement traditionnel du pharmacien, responsable de la préparation des médicaments, ce qui peut inclure l'approvisionnement en matières premières, et la vente des produits de ce savoir-faire.

1.1.2 Rôles actuels

La comparaison de ces rôles traditionnels avec la définition actuelle du *pharmacien* par la loi montre des transformations remarquables, où se retrouvent notamment les revendications de la profession vis-à-vis d'une meilleure reconnaissance du *conseil pharmaceutique*.

Dans sa partie législative, le *Code de la santé publique* [70, partie IV, livre II][1] donne les dispositions relatives aux « professions de la pharmacie ». En France, le pharmacien se définit juridiquement par le monopole dont il jouit sur des actes spécifiés par l'art. L. 4211-1, où l'on peut lire :

1. la préparation des médicaments destinés à l'usage de la médecine humaine ;

2. la préparation [...]de tous articles présentés comme conformes à la pharmacopée [...];

1. Ce livre comporte quatre titres révélateurs : le titre Ier s'intitule *Monopole des pharmaciens* et peut être interprété comme définissant le *pharmacien* ; le titre II, *Exercice de la profession de pharmacien*, précise l'accès à cette profession ; le titre suivant est intitulé *Organisation de la profession de pharmacien* et définit notamment l'ordre national des pharmaciens ; le dernier titre définit le *préparateur en pharmacie*.

3. la préparation des générateurs, trousses ou précurseurs mentionnés à l'art. L. 5121-1;
4. la vente en gros, la vente au détail et toute dispensation au public des médicaments, produits et objets mentionnés [précédemment];
5. la vente des plantes médicinales inscrites à la pharmacopée [...];
6. la vente au détail et toute dispensation au public des huiles essentielles [...];
7. la vente au détail et toute dispensation au public des aliments lactés diététiques pour nourrissons et des aliments de régime [...]du premier âge [...];
8. la vente au détail et toute dispensation de dispositifs médicaux de diagnostic in vitro destinés à être utilisés par le public.

1.1.3 À la recherche de la modernité

Dans cette définition de la profession de *pharmacien*, on distingue trois catégories d'actes qui tombent sous le monopole correspondant selon qu'ils relèvent : de la préparation, de la vente ou de la dispensation.

La définition juridique du *monopole pharmaceutique* associe toujours la dispensation à la vente : l'acte de dispensation intéresse la mise à disposition de biens auprès du public. On peut analyser l'introduction de cette notion de « dispensation » comme une manière de distinguer ces biens par rapport à n'importe quels autres biens marchands parce qu'ils intéressent la santé, donc comme une manière de théoriser la spécificité de la pharmacie par rapport aux activités de fabrication et de vente classiques.

Puisqu'il est nouveau par rapport aux rôles traditionnellement associés au métier de pharmacien, c'est cet acte de dispensation qui différencie la conception traditionnelle de la « pharmacie » et la conception *« moderne ». C'est donc à ce niveau que se joue la rhétorique de la modernité que nous avons évoquée en introduisant les rôles traditionnels.

Qu'ils soient anciens ou nouveaux, ces différents rôles, sur lesquels repose toute réflexion sur la place du pharmacien dans nos sociétés, ne peuvent se comprendre qu'à la lumière de l'histoire de la pharmacie.

1.2 Histoire de la pharmacie

S'interroger sur l'histoire de la pharmacie, c'est se pencher sur ce dont les institutions et l'exercice actuels dans ce domaine sont le résultat. La pratique de l'histoire naît de la curiosité individuelle, qui peut certes être éveillée par l'exposition organisée de fragments anecdotiques et par l'envoûtement des conteurs, mais qui peut également être suscitée par la démonstration d'une lecture et d'une compréhension différente du monde.

La curiosité gratuite justifie à elle seule la démarche historique, mais l'intérêt de l'histoire réside dans la comparaison de ce que nous croyons connaître, de notre époque, avec le passé. C'est la question de l'héritage et de l'innovation : qu'est-ce qui a perduré ? qu'est-ce qui s'est transformé ?

1.2.1 Savoirs, enseignements et inventions

En ce qui concerne notre thématique, un premier niveau d'analyse correspond au savoir pharmaceutique.

Le pharmacien se caractérise par un certain nombre de connaissances et de savoir-faire. Ces connaissances sont celles des médicaments, de leurs propriétés, de leurs usages, des conditions de leur dispensation ; ce sont également les connaissances générales du monde de la santé, du système de soins, de la santé publique et des politiques correspondantes, de sa place dans le réseau sanitaire et social. Les savoir-faire, qui ont été prépondérants et qui le sont toujours largement dans d'autres pays, touchent à la préparation des médicaments, à la reconnaissance des poudres et des substances, des plantes et des champignons, des animaux et des parasites. Ils atteignent aussi un aspect beaucoup plus difficile à enseigner théoriquement : le contact humain, la relation de clientèle, la relation de soin, l'attitude face à l'imprévu, la responsabilité.

La question de l'héritage touche à la formation des pharmaciens. Les études de pharmacie démontrent l'existence d'un corpus consensuel de connaissances qui forment le socle commun de la profession. S'intéresser à l'histoire de la pharmacie, c'est donc se pencher sur la constitution de ce corpus.

La question du changement rejoint l'histoire des découvertes et des inventions. La pharmacie permet aujourd'hui de soigner statistiquement plus efficacement qu'auparavant et son histoire dessine au fil des innovations de toute nature (chimiques, galéniques, sociales, etc.) l'image d'une manifeste progression à l'aune de la santé[2] à différentes échelles (individuelle, populationnelle, mondiale). Les découvertes telles que celle des pénicillines ou celle de la vaccination intéressent chacun parce qu'elles ont une portée pratique, mais aussi symbolique, considérable : repousser la maladie et la frontière des maux incurables est proprement héroïque[3].

2. Malgré les discussions, notamment inspirées par Foucault (voir par exemple *Naissance de la clinique*, 1963), que l'on peut opposer aux notions de « progrès » dans ce domaine [115].

3. On peut penser au monument qui célèbre, à Paris, au croisement de la rue Saint-Michel et de la rue de l'Abbé de l'Épée, la découverte par Pelletier et Caventou de la quinine, premier traitement contre le paludisme, qui justifie leur titre de « bienfaiteurs de l'humanité ».

1.2.2 Valeurs, institutions et réformes

Et l'évocation d'un bienfait est toujours sous-tendue par la notion d'un « bien », donc par des valeurs sous-jacentes. La « santé » est notamment une valeur universelle. La Constitution de l'OMS la définit sans modification depuis 1946 dans son préambule [189] comme « un état de complet bien-être physique, mental et social » et ne la limite explicitement pas à « une absence de maladie ou d'infirmité ». Mais, hormis cette valeur reconnue par tous, la communauté des pharmaciens se transmet aussi, en fonction des cultures et des modalités de formation propres à chaque complexe géo-politique, économique et social, des valeurs telles que le secret professionnel ou la confraternité, qu'elle organise en un système déontologique intégré à la loi [70, art. L. 4235-1].

Il est peu vraisemblable qu'un groupe d'apothicaires ait du jour au lendemain décidé d'adopter de telles règles ; l'histoire de la pharmacie se penche sur la constitution de ce corpus réglementaire au delà de son intégration aux textes juridiques. Cela a trait à l'idée de rupture avec le passé au travers d'une notion de « changement ».

Du côté de la continuité, un tel appareil déontologique est garanti par un système institutionnel dont font partie l'ordre des pharmaciens ainsi que les établissement supérieurs d'enseignement et de recherche dans ce domaine. Ce système institutionnel a lui-même une histoire.

1.3 Lexique de la pharmacie

L'établissement d'un groupe de professionnels, la définition de cette profession, ainsi que le monopole et les actes qui la caractérisent, tout cela n'existe, à la fois d'un point de vue juridique, politique, économique, scientifique et institutionnel, que parce qu'un lexique dédié s'est constitué.

1.3.1 Mots et humain

Puisque dans tous les cas ce sont les locuteurs qui choisissent à chaque occasion d'utiliser, de rejeter ou d'inventer tel ou tel terme selon ce qu'ils désirent exprimer, l'étude du lexique offre un accès privilégié et pour tout dire incontournable à la manière dont les événements et les évolutions de la société sont appréhendés par les contemporains, puis par les commentateurs et par les historiens.

À proprement parler, un lien entre les noms de deux entités ne devrait pas être interprété autrement que comme une vraisemblable communauté de perception par celui qui emploie ces deux noms apparentés, ou bien comme l'héritage d'une telle perception englobante. Si, par exemple, on affirme que les mots *boutique* et *apothicaire* ont une origine commune, cela ne doit être interprété ni comme une synonymie effective, ni comme une synonymie perçue, mais plutôt comme la trace d'une ancienne confusion entre les deux, notamment due à l'absence de séparation effective alors.

En outre, du point de vue du pharmacien, la recherche de l'observance chez le patient passe, de plus en plus, par la maîtrise d'un lexique de termes possiblement spécialisés dans un monde où l'information abonde.

1.3.2 Mots et histoire

Par ailleurs, si l'histoire s'intéresse aux évolutions qui prennent place dans le temps, une réflexion à son sujet doit impérativement commencer par la question de la terminologie, car parler de rupture et de continuité, c'est nommer différemment ou mêmement.

Analyser la perception d'une entité historique et les transformations de cette perception passe obligatoirement par la question du vocabulaire que les contemporains emploient pour désigner cette entité, lorsque les sources le permettent.

L'histoire de la pharmacie n'échappe nullement à ces nécessités.

1.3.3 Mots et science

Le vocabulaire est enfin une dimension incontournable de la science et de la connaissance, à plusieurs niveaux.

Premièrement, il en est le matériau constitutif de par leur nature communicationnelle : l'activité scientifique est, en dépit de la diversité des étapes impliquées, ultimement discursive. Elle consiste, en effet, en la production d'un contenu vérifiant certaines propriétés[4] et dont la valeur, assimilée à sa potentielle intersubjectivité, se fonde sur sa communicabilité. On a raison, particulièrement en matière de santé, de chercher à savoir si les mots employés permettent d'atteindre les buts visés[5].

Deuxièmement, le lexique est incontournable par son rapport à l'innovation. Les découvertes et les nouveaux concepts, s'ils s'élaborent et s'exposent en effet par leur description, finissent par se manier à l'aide de noms, ou plus généralement d'unités lexicales dédiées. S'interroger sur l'homogénéité du lexique en usage est, à ce titre, une nécessité[6].

Troisièmement, le lexique est aussi le moyen de l'enseignement et un pilier de la formation des professionnels de santé. Celle-ci inclut toujours, en définitive, l'apprentissage du vocabulaire conventionnel[7] — qui est le moyen et la substance du savoir (ici pharmaceutique) — et du poids des mots — qui peuvent affecter la santé directement[8].

---

4. La réfutabilité notamment, critère de scientificité de Popper [79].

5. Un exemple dans un contexte déontologique est donné par [29].

6. Voir [253] pour un exemple.

7. Voir notamment [72] sur la formation des infirmiers.

8. On peut penser à l'abondante littérature sur l'annonce médicale et sur les effets placebo et nocebo, dont l'influence de la discussion entre professionnel et patient sur la douleur exprimée [66, 67].

2
Problématisation

2.1 Lacune linguistique dans l'historiographie de la pharmacie

2.1.1 Nature et étendue

Nous n'avons connaissance que d'une seule publication systématique importante consacrée à un thème linguistique en pharmacie. Il s'agit d'un mémoire de thèse présenté en 2014 par Florence Sirot : *Fonction, lieu et produit officinaux à travers les dictionnaires de langue française* [215]. Les limites de ce travail lexicographique illustrent l'étendue de la lacune scientifique que le monde pharmaceutique laisse vis-à-vis du lexique que la langue lui dédie.

Premièrement, son cadre est limité à l'échelle relativement restreinte de la langue française moderne écrite, telle que décrite dans des ouvrages lexicographiques, c'est-à-dire au cours des tout derniers siècles de son histoire.

Deuxièmement, la partie méthodologique, extrêmement brève, ne permet pas de réflexion mature donnant une justification du champ d'étude, de ses intérêts ni, surtout, de ceux de la méthode adoptée.

Enfin, malgré une excellente description des sources exploitées et de leur contexte, la présentation des informations qu'elles apportent montre peu de recul historique sur ces documents de première main. Il s'ensuit une absence de mise en perspective des éléments lexicographiques rapportés : la structure de la troisième partie suit notamment la dichotomie *apothicaire/pharmacien* sans l'interroger. Il aurait été intéressant de discuter de l'adéquation d'un changement de terminologie avec les preuves d'une transformation dans l'histoire des idées. La conclusion, construite sur des citations provenant d'une source unique, est laconique, là où on attendrait une interprétation des résultats lexicographiques.

Les autres travaux qui intéressent la pharmacie dans sa généralité et qui adopteraient un axe principal linguistique, s'ils existent, nous sont inconnus.

2.1.2 Conséquences historiographiques

Cette lacune linguistique laisse quasiment inexploré tout un aspect de l'histoire de la pharmacie, en particulier sur de grandes échelles de temps et sur des aires géographiques étendues. Il en résulte un manque de perspective lorsqu'on cherche à acquérir une vision d'ensemble de la pharmacie à travers les siècles et les lieux.

Ce travail prétend donc contribuer à une perspective originale sur la question de l'héritage et de la modernité en pharmacie, qui se trouve au cœur de la définition des disciplines pharmaceutiques.

2.2 Lacune linguistique dans l'anthropologie de la pharmacie

Si le médicament intéresse l'anthropologie médicale, il est également une voie d'accès au concept ethnographique de « vie » puisqu'il donne une lecture des groupes humains dans leur compréhension du vivant et leur interaction avec lui. L'action est de plus le moyen et la substance des connaissances pharmaceutiques [114, p. 15] : « [la] connaissance du remède ou du poison n'est pas dissociable d'une méta-représentation de la pratique de guérison-intoxication-mise à mort [...]. Ce n'est jamais la seule [...] substance qui [...] définit l'efficacité, mais un ensemble de gestes, postures, de discours implicites ou explicites qui l'accompagnent : une pragmatique et une poétique du *pharmakôn*[9]. » Ainsi les anthropologues ont-ils plusieurs raisons de se pencher sur les concepts et les termes qui touchent au vocabulaire fondamental de la pharmacie.

Trop souvent pourtant, la place centrale accordée à l'ethnographie sert de prétexte à des interprétations bancales concernant la lexicologie. On lit par exemple [114, p. 11] qu'« *avant*[10] de se voir transposé dans la notion moderne de pharmacopée, le φάρμακον grec se voit défini dans la réflexion platonicienne comme un principe d'indétermination. » Cette interprétation, issue de la réflexion de Derrida [80], est erronée en ce qu'elle privilégie une théorisation moderne par rapport au témoignage des sources, qui ne permettent aucunement de soutenir cette formulation.

C'est même parfois un manque de bon sens que l'on décèle à la lecture de textes à visée scientifiques tels que l'article, récent, d'Élisabeth Motte-Florac expliquant [176, p. 28] que les mots *remède* et *médicament*, ayant des étymologies divergentes, « ne sont donc guère synonymes contrairement à ce que laissent supposer nombre de leurs utilisations », donnant [176, p. 28] la préséance à la définition juridique du *médicament* pour le comparer au *remède*, au mépris de la langue vivante et regrettant [176, p. 35] que « les traductions du terme *pharmakôn*[9] [soient] très européocentrées ». Il aurait donc fallu définir la « synonymie » en faisant abstraction des *« utilisations », mépriser la langue vivante et exiger du grec ancien qu'il rende compte des pratiques traditionnelles mexicaines qu'étudie l'article.

9. Cette transcription de φάρμακον est très discutable. Nous la conservons malgré nos conventions de transcription (Annexe A.2.3).

10. Nous soulignons.

On le voit, la lacune linguistique que l'anthropologie laisse concernant le vocabulaire fondamental de la pharmacie est béante.

2.3 Problématique

2.3.1 Restriction du champ d'étude au lexique fondamental

« L'exhaustivité étant impossible à atteindre en matière de lexique » [243], il faut se limiter à une restriction du lexique de la pharmacie. Considérant qu'un relevé d'anecdotes étymologiques concernant des termes pharmaceutiques spécialisés disséminés, bien que plus attrayant car plus divertissant, ne saurait prétendre à la même utilité qu'une étude plus systématique de termes essentiels, nous choisissons cette seconde option. Nous limitons donc notre étude à un vocabulaire fondamental de la pharmacie qui reste à définir méthodologiquement.

2.3.2 Questions de recherche

Comment le vocabulaire fondamental de la pharmacie s'est-il constitué par rapport à d'autres thématiques que l'on pourrait attendre proches, telles que la botanique ou l'idée du « poison » ? Comment s'organise-t-il à travers l'espace et au fil de l'histoire ?

À la lumière de ce vocabulaire fondamental de la pharmacie, comment penser la modernité dans le cadre de l'exercice de la pharmacie ? Peut-on, notamment, éclairer par l'histoire le concept apparemment récent de « dispensation », sur le long terme, c'est-à-dire à l'échelle de plusieurs siècles ? À quelles réflexions ce vocabulaire nous mène-t-il sur la place du pharmacien dans les sociétés actuelles ?

Méthodologie

3
Délimitation précise du sujet

3.1 Restrictions générales

3.1.1 Cadre spatio-temporel

Ce travail ne pose pas de limite à priori concernant le cadre spatio-temporel du sujet, qui s'étend autant que possible à toute l'humanité, à toutes les aires géographiques et à toutes les époques concernées. Nous choisissons une échelle permettant de considérer comme homogène un état donné du vocabulaire de la pharmacie. Nous considérons une période de l'ordre du siècle, voire du millénaire, et un espace à l'échelle de l'État politique, voire du continent.

Cependant, les conditions matérielles dictées d'une part par le temps et d'autre part par les sources (leur nature, leur qualité, leur quantité et leur accessibilité en terme de jargon scientifique et de langue) imposent de fortes contraintes externes, indépendantes du sujet choisi. Les choix arbitraires qui en résultent sont précisés dans la présente partie méthodologique.

3.1.2 De l'ambition d'exhaustivité

Afin de prendre beaucoup de recul et de définir la « pharmacie » en toute généralité, il faut chercher à couvrir le plus large champ historique, géographique et culturel possible. La tentation de ce qui paraît être une pseudo-objectivité, visée à travers l'universalité, ne doit néanmoins pas cacher l'évidence, à savoir la vanité d'une telle entreprise.

À supposer que le lexique de la pharmacie puisse être étudié dans sa totalité en synchronie, une pareille ambition requerrait, en effet, une compilation étendue de monographies spécialisées à la manière d'un dictionnaire médical. Cela excéderait déjà le cadre d'un mémoire de thèse d'exercice.

Même en se restreignant au lexique fondamental de la pharmacie, la perspective historique (diachronique) du lexique et la diversité des langues (langues des signes, vivantes, éteintes, artificielles, etc.) rendraient de toute manière la tâche tout à fait impossible.

3.1.3 De l'ambition de quantification

Tout travail à vocation scientifique peut faire appel à une méthode quantitative. L'intérêt en réside dans l'excellent potentiel d'intersubjectivité de ces méthodes, assimilé à une forme d'objectivité. De nombreuses méthodes quantitatives sont employées tant en histoire que dans les sciences du langage. Il est parfois possible d'accéder, par exemple, à la fréquence d'un vocable au sein d'un corpus de textes [75, 186].

Toutefois, les échelles d'espace et de temps que nous avons choisies rendent difficile l'utilisation de protocoles visant à obtenir des mesures quantitatives concernant le vocabulaire de la pharmacie au cours des siècles.

Il n'y a pas lieu de se priver de telles méthodes lorsqu'elles sont disponibles, en particulier pour des langues largement documentées, mais l'ambition d'une quantification systématisée, par exemple de l'importance de telle ou telle famille de mots par rapport à une autre, est illusoire : nous n'en avons pas les moyens dans le cas général.

3.2 Cadre disciplinaire pharmaceutique

Le concept de « médicament » est au centre des disciplines pharmaceutiques telles que nous les définissons. Il faut donc que l'expression de ce concept constitue le cœur du lexique fondamental de la pharmacie et la définition qui lui est donnée revêt une importance cruciale.

3.2.1 Définitions initiales du *médicament*

Il est évident que les disciplines pharmaceutiques sont fondamentalement liées au « médicament », que le *Trésor de la langue française*[11] [186] définit ainsi : « Substance employée à des fins thérapeutiques pour rétablir l'équilibre dans un organisme perturbé. » Cette définition pourrait suffire dans un travail uniquement linguistique mais elle reste trop superficielle dans notre contexte précisément pharmaceutique.

Il peut être intéressant de rappeler la définition, essentielle d'un point de vue juridique, qui régit l'exercice de la pharmacie en France, à savoir celle que donne la loi dans le *Code de la santé publique* [70, art. L. 5111-1] :

> On entend par médicament toute substance ou composition présentée comme possédant des propriétés curatives ou préventives à l'égard des maladies humaines ou animales, ainsi que toute substance ou composition pouvant être utilisée chez l'homme ou chez l'animal ou pouvant leur être administrée, en vue d'établir un diagnostic médical ou de restaurer, corriger ou modifier leurs fonctions physiologiques en

11. Il s'agit, à notre connaissance, de l'unique ressource linguistique concernant la langue française qui ait une vocation scientifique. Cette source n'a pas, en particulier, de visée normative.

exerçant une action pharmacologique, immunologique ou métabolique.

[...] Lorsque, eu égard à l'ensemble de ses caractéristiques, un produit est susceptible de répondre à la fois à la définition du médicament prévue au premier alinéa et à celle d'autres catégories de produits régies par le droit communautaire ou national, il est, en cas de doute, considéré comme un médicament.

3.2.2 Aménagement de la définition du *médicament*

Il faut adapter cette définition au présent travail et notamment aux échelles de temps qu'il concerne, plus longues que celles du droit et des sociétés qui le produit.

Les mots *substance* et *composition* semblent convenir, mais on note que la notion de « principe actif » comme substance chimique est récente puisqu'elle date des avancées de la chimie surtout à partir du XIXe siècle, et l'on devine qu'il faut aussi considérer le cas des plantes, qui sont dans l'histoire et pour la plupart des êtres humains, toujours aujourd'hui, la majorité de ce qui est effectivement perçu comme un « médicament ».

La mention de la *présentation* et le second alinéa cité sont importants dans un souci de lutte contre les dérives d'une commercialisation des médicaments, mais ils sont peu pertinents dans le cadre linguistique : on dirait par exemple des « produits vendus par un charlatan » qu'il s'agit de *faux médicaments*, non pas de *médicaments* comme le fait la loi.

Les *propriétés curatives ou préventives*, comme toute la partie du premier alinéa portant sur l'emploi à visée diagnostique, sont liées à des préoccupations souvent récentes, qu'ignorent les langues et leur évolution : le langage courant n'emploie généralement pas le mot *médicament* avec l'idée d'inclure les vaccins par exemple. Néanmoins, certains cas imposent le maintien de la notion de « prévention » dans la définition (médecine traditionnelle chinoise par exemple).

En ce qui concerne les *maladies*, nous nous rendons aujourd'hui d'autant plus facilement compte des questions attachées à leur définition que les avancées techniques de ces dernières décennies, par les possibilités d'action qu'elles offrent, correspondent à des problématiques (éthiques notamment) de plus en plus complexes à leur sujet. Dans la vie courante toutefois, ces questions se posent peu et la notion de « maladie » fait l'objet d'un large consensus.

La problématique vétérinaire est plus difficile à traiter dans le contexte linguistique parce que la domestication et l'élevage ne sont pas récents par rapport à l'histoire des langues. La définition du médicament intéresse en priorité l'homme, mais il n'est pas possible de décider préalablement si elle exclut manifestement l'animal domestiqué. Chaque cas particulier tranche ou non la question.

3.2.3 Extension à un vocabulaire fondamental de la pharmacie

Une fois établie la définition de l'objet, on en vient aisément à celle de son étude. En tant que champ de connaissances séparé en effet, la « pharmacie » en tant que discipline, mais aussi, par ailleurs, en tant que lieu associé au médicament, doit bien entendu être incluse, lorsqu'elle fait l'objet de voies d'expression dédiées.

Car c'est déjà une conjecture audacieuse que de supposer que toutes les langues correspondent à un niveau de théorisation des arts du médicament tel qu'un terme doive émerger afin de désigner ce corpus de connaissances et les institutions qui les accompagnent. Il faut ainsi se limiter, pour inclure l'« étude de la pharmacie » dans un vocabulaire fondamental de la pharmacie, aux cas où les traces d'un tel terme la désignant effectivement existent bel et bien. De même, l'*officine* doit être entendue comme « lieu spécialement associé au médicament » puisque la probabilité de trouver un terme correspondant idoinement à notre concept est minime.

Essentielle enfin est l'étude des appellations du professionnel remplissant les rôles du pharmacien. Nous devons nous attendre à ce qu'au cours de l'histoire, un tel professionnel puisse assumer des fonctions différentes, médicales en particulier. L'exercice actuel de la pharmacie en France accorde un monopole et des responsabilités spécifiques à des personnes en fonction de conditions d'études et de diplôme liées au titre de *docteur en pharmacie*. Mais, une fois de plus, on ne retrouve pas nécessairement ces éléments de définition partout ni surtout à toutes les époques, ce qui est mis en perspective par l'interprétation des résultats lexicologiques.

3.3 Cadre disciplinaire sociolinguistique

Il n'est question que du lexique : grammaire et morphologie ne sont évoquées, le cas échéant, qu'à titre indicatif.

Les subtilités du jargon linguistique et des débats auxquels il donne lieu n'intéressent que peu ce travail. Aussi, nous utilisons indifféremment, par exemple, les termes *lemme* et *lexème*, le second ayant néanmoins l'avantage d'être un peu plus intelligible aux non-linguistes.

3.3.1 Définition d'une *langue*

Les débats concernant ce qui doit être qualifié du mot de *langue* ne sont pas près de finir. Depuis les travaux de Saussure [206] à l'origine de la linguistique moderne, la *langue* a éclairci ses définitions sur plusieurs points :

- elle n'existe qu'au sein de relations de communication entre individus d'une communauté (dimension sociale) ;
- elle consiste en un réseau de relations arbitraires entre des signifiés d'une part, et des signifiants qui sont constitués d'éléments phonologiques de la chaîne parlée d'autre part (dimension sémiologique) ;
- elle s'établit en fonction de la complémentarité, à chaque instant, des champs couverts par les éléments de la relation sémiologique (dimension synchronique) ;
- elle évolue au fil du temps par des changements statistiquement graduels, et systématiques (dimension diachronique).

Si le découpage des langues dans le temps est conditionné par l'accessibilité des sources historiques et fait généralement l'objet d'un consensus hérité notamment de la tradition philologique européenne, l'énigme posée par la géographie est plus ardue. On peut penser à l'aphorisme, popularisé par Weinreich, disant qu'« une langue est un dialecte avec une armée et une flotte »[12]. C'est le même questionnement qui conduit Kloss à définir plus sérieusement les concepts de langue par distance *(Abstandsprache)*, de langue par élaboration *(Ausbausprache)* et de langue-toit *(Dachsprache)* pour prendre en considération les dimensions géopolitiques et les aspects culturels des langues [141].

Malgré la complexité et l'intrication des problématiques autour de la définition des langues, certains points de vue dominent. Par exemple, le modèle généalogique lié au comparatisme et à l'héritage philologique prévaut largement

---

12. « *A language is a dialect with an army and navy.* »

dans la perception des relations entre langues[13]. Ce modèle suppose de plus une cohérence et une autonomie du matériau linguistique par rapport à des notions purement géographiques.

C'est pourquoi cette approche est privilégiée dans la présentation des résultats lexicologiques. L'interprétation que nous en donnons discute de la pertinence de ce point de vue, qui a l'avantage d'être très largement consensuel dans le cadre linguistique, notamment par rapport à des approches incluant des éléments extralinguistiques d'histoire ou de géographie.

3.3.2 Axes de choix de langues

Le choix de langues proposé se fait en fonction de deux groupes de critères : l'accessibilité de sources correspondantes et l'importance de chaque langue. Cette dernière est fonction de notre intérêt subjectif personnel et de l'importance quantitative de chaque langue en termes de nombre de locuteurs, d'influence géo-politique, économique, culturelle ou historique.

À ce titre, il faut rappeler que six langues bénéficient d'une diffusion intercontinentale ; il s'agit, dans l'ordre alphabétique, de l'anglais, de l'arabe, du castillan (espagnol), du français, du néerlandais et du portugais. Cinq autres connaissent une diffusion internationale de proximité : l'allemand, le malais-indonésien, le persan, le russe, le swahili et le turc.

Une étude [251], publiée certes par l'*AATF (American Association of Teachers of French) National Bulletin*, mais estimée toujours valide en 2008 par son auteur, a établi en

13. Pour une présentation des débats récents discutant cette approche classique, on pourra consulter les références [101] et [132].

1997 un classement des langues *« les plus influentes » sur la base de six critères pour chaque langue :

- le nombre de personnes dont elle est la langue maternelle ;
- le nombre de personnes dont elle est une langue seconde (qui indique l'influence d'une langue par l'attractivité et l'intérêt de son étude pour des étrangers) ;
- la puissance économique des pays utilisant cette langue (dont l'histoire prou-ve qu'elle est un facteur déterminant de l'influence des langues au niveau international) ;
- le nombre de domaines majeurs des activités humaines dans lesquels la langue en question occupe une place particulière ;
- le nombre d'États utilisant cette langue avec la taille de leur population ;
- le prestige socioculturel, dont le fait d'être ou non langue officielle de l'ONU.

Cette approche est indiscutablement plus pertinente pour produire une image générale du monde quant aux influences qui s'y exercent par un moyen linguistique que la comparaison brute d'estimations du nombre de locuteurs, qui dépend principalement de la démographie. Aussi, ce travail se contraint à l'étude du vocabulaire fondamental de la pharmacie dans les dix langues qui se trouvaient en tête du classement établi selon cette méthodologie et les critères précédents, et qui étaient les suivantes :

1. anglais ;
2. français ;
3. espagnol (castillan) ;
4. russe ;

5. arabe ;
6. chinois (mandarin) ;
7. allemand ;
8. japonais ;
9. portugais ;
10. hindi/ourdou (hindoustani).

Hormis l'arabe, le chinois mandarin et le japonais, toutes appartiennent à la famille indo-européenne.

Pour des langues dont le lexique fondamental de la pharmacie est très semblable quant à sa structure actuelle et à sa constitution, il serait toutefois inutile d'accumuler plusieurs fois des informations similaires. Il peut être également intéressant de rassembler des renseignements plus difficile à trouver par ailleurs. Nous choisissons par exemple, pour ces raisons, de répartir la famille des langues romanes (section 11.8, p. 129) selon deux branches : celle du français, qui a connu un développement très particulier quant à son vocabulaire fondamental de la pharmacie, et celle des langues d'oc, qui permettent une synthèse des *« grandes » langues romanes, avec un point de vue original.

4
Bibliographie et choix des sources

4.1 Sources lexicologiques

4.1.1 Sources lexicologiques primaires

Les sources lexicographiques les plus fiables en ce qui concerne une langue donnée à une époque donnée sont toujours les locuteurs contemporains : parce que la langue est un objet social, tout s'y détermine par l'usage[14] dans les relations de communication entre individus, qui devrait donc nous être incontournable [245].

On pourrait répliquer que le dictionnaire le plus simple recense pourtant davantage de lexèmes que l'aperçu que pourrait jamais donner un locuteur sur le vocabulaire qu'il utilise. Mais un exemple suffit à montrer la différence entre les informations apportées par ces deux types de sources : n'importe quel dictionnaire français donne les deux entrées *pharmacien* et *apothicaire*, signalant au plus le second terme comme *« vieux »[15] ; seul le locuteur est capable de discerner dans une vision englobante toutes les connotations liées à ces deux mots, qui font que le second ne peut presque jamais remplacer le premier. Ce type de compréhension subtile et implicite est difficilement accessible à qui se réfère au dictionnaire, tandis qu'il est fondamental dans la langue vivante et dans la perception par les locuteurs.

---

14. Pour une introduction à la manière dont la philosophie moderne appréhende ainsi le langage, on pourra consulter la référence [190] et la synthèse qui y est faite des positions de Wittgenstein.

15. Par exemple la référence [150].

Les locuteurs détiennent donc une connaissance certes partielle du lexique, mais cette connaissance est structurée par une dimension pragmatique : ils montrent un niveau additionnel de savoir qui correspond à l'usage qui est fait ou qui n'est pas fait des unités lexicales. Ce savoir pragmatique est primordial parce qu'il reflète évidemment l'état le plus vivant de la langue. Le témoignage d'un locuteur constitue une source primaire concernant une langue et son lexique.

Les sources textuelles donnent dans le cadre du vocabulaire fondamental de la pharmacie l'illustration de faits de langue dans leur contexte. Celui-ci peut permettre d'inférer une perspective pragmatique au-delà du seul relevé des termes employés. À défaut ou plus adéquatement en complément des témoignages des locuteurs, elles pourront donc être utilisées afin d'éclairer les résultats lexicographiques bruts. Ces citations sont en effet également des sources de première main.

4.1.2 Sources lexicologiques secondaires

Elles devront être appuyées par les sources lexicographiques systématiques. Ces dernières correspondent avant tout aux dictionnaires unilingues et aux thésaurus, qui sont comme des photographies d'un état particulier d'une langue, prises sous le filtre d'une politique particulière de rédaction.

Deux traditions lexicographiques co-existent : celle qui s'attache à décrire le mot (tradition représentée par le *dictionnaire Robert* [201] en français) et celle qui s'attache à décrire la chose (tradition représentée par le *dictionnaire Larousse* [150] en français). Ajoutons que la politique de rédaction d'une source lexicographique peut se colorer d'une intention par exemple normative (*dictionnaire de l'Académie française*) ou scientifique (*Trésor de la langue française*) [186]. Comme on le voit, la source lexicographique est par essence une source de seconde main : elle constitue un commentaire (peut-être systématique, mais nécessairement orienté idéologiquement) des données issues des sources primaires.

Enfin, à défaut ou en complément de locuteurs et de dictionnaires unilingues, nous faisons usage de lexiques et de dictionnaires de traduction. Lorsque la possibilité s'en présente, les informations en provenance de plusieurs sources sont recoupées afin de parvenir à la meilleure compréhension possible des phénomènes étudiés. Cela peut impliquer naturellement le recours à plusieurs dictionnaires de traduction à partir de différentes langues accessibles vers une même langue moins accessible.

4.2 Sources étymologiques

Les étymologies populaires, qui émanent des locuteurs eux-mêmes, sont bien moins fiables que les sources systématiques portant sur ce sujet, qui sont étayées scientifiquement par une méthodologie consensuelle. Les dictionnaires étymologiques et la démarche comparative leur sont donc préférés.

4.3 Sources historiographiques et géopolitiques

Toutes les sources permettant d'interpréter les résultats lexicographiques et pouvant être interprétées comme peu partiales (notamment les sources académiques, et en particulier les travaux qui constituent une référence dans leur domaine) sont les bienvenues. Les sources moins neutres doivent être analysées plus soigneusement comme des sources historiques secondaires.

5
Démarche

[...] как мертва книга
пред живым словом ! [16]

Nous pensons que les pharmaciens doivent mener sur leur place dans la société de leur temps une réflexion philosophique, historique, géographique, politique, sanitaire, sociale, économique, juridique, institutionnelle, épistémique et de recherche. Le présent travail est un préalable : il se veut un ouvroir à la diversité, sur les différentes strates historiques de la pratique pharmaceutique dans le monde. C'est pourquoi il s'organise comme décrit dans le présent chapitre.

5.1 Analyse lexicologique

L'analyse du lexique permet de remonter à des conceptions historiques[17] et la question des mots et des concepts a une portée qui va bien au-delà du domaine sanitaire[18].

La présentation des analyses lexicologiques, liées à l'onomasiologie, à la sémasiologie et à l'étymologie suivant le sens et la forme et non uniquement la forme, s'organise par

16. « [...] comme [est] mort [le] livre devant [la] parole vivante ! » [257, chap. 11]. Pour une traduction de l'œuvre intégrale, on pourra consulter la référence [106].

17. Voir l'exemple de la démarche suivie par la référence [241].

18. La « douleur » est, par exemple, un enjeu médical et philosophique, dans l'Antiquité [148].

langue. Cet ordonnancement (détaillé dans l'annexe A.1.3) permet de saisir une structuration interne du lexique, bien que certaines séquences, qui survolent rapidement une aire linguistique, dérogent à ce principe là où de nombreuses langues ne sont qu'évoquées. On peut rappeler le propos de Mauss pour comprendre cette motivation [161] :

> Enfin chaque étude a porté sur des systèmes que nous nous sommes astreint à décrire, chacun à la suite, dans son intégrité ; nous avons donc renoncé à cette comparaison constante où tout se mêle et où les institutions perdent toute couleur locale, et les documents leur saveur.

5.2 Interprétation

Il s'agit ensuite de considérer ces données lexicologiques dans une perspective qui dépasse l'échelle de la langue ou de la famille isolée : si l'analyse lexicologique répartie en fonction de chaque niveau (langue ou famille) se prête à un exposé étymologique donnant une perspective historique, ces résultats doivent encore être appréhendés dans l'espace.

L'interprétation comparative doit discuter de la pertinence des découpages classiques entre groupes linguistiques pour ce qui concerne notre objet d'étude.

Une pensée complexe met également ces résultats dans la perspective de la question de la continuité et de la discontinuité : une perspective historiographique et géographique est souhaitable dans un cadre qui dépasse le seul vocabulaire fondamental de la pharmacie afin de replacer les disciplines dans leur contexte socioculturel et dans notre société.

Résultats lexicologiques et étymologiques notables

6
Famille afro-asiatique

6.1 Groupe égyptien

Le concept de médicament semble difficile à définir en moyen égyptien [95, 103, 165, 192] (période classique de l'égyptien ancien). Les mots qui pourraient servir à désigner ce que nous appelons ainsi sont en effet disparates et rejoignent toujours des idées différentes.

6.1.1 Diversité des racines

L'exemple le plus confus est peut-être le verbe *ỉr(j)*  , 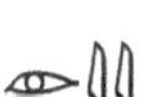 ou 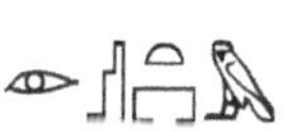 , qui peut prendre tous les sens liés à l'action de « faire », dont par exemple celui de « préparer » quelque chose ou de l'« appliquer », d'où l'idée de « traiter ». Le terme *srwḫ* 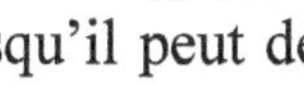 offre déjà une bien plus grande précision puisqu'il peut dénoter à la fois un « traitement » ou bien l'action correspondante de « traiter médicalement » ; cependant, ces interprétations dérivent du sens initial d'« accueillir, adopter, chérir » ; la graphie aide plus ou moins à interpréter ce terme selon que le déterminatif comporte un *« bras tenant un sceptre » , qui connote l'idée de « pouvoir » émanant possiblement du prescripteur et auquel peut se réduire la totalité du lexème, ou bien un *« pustule suppurant »  et évoquant « sécrétions corporelles et odeurs consécutives », auquel cas le contexte médical est évident.

Les verbes *3ṯỉ* ou et *rnn* ou veulent quant à eux dire « soigner », mais se rapprochent plutôt de « s'occuper de, nourrir » ; il sont d'ailleurs accompagnés des déterminatifs de la *« femme allaitant » ou de la *« femme assise tenant un enfant sur ses genoux » , indiquant une action moins proche de celle d'un soignant que de celle d'une nourrice, qui peut justement être appelée *3ṯy.t* ou *rnn.t* . Les autres verbes proches du sens de « soigner » qui s'appliquent à des êtres animés, tels *ʿw3* ou et *mkỉ* ou par exemple, se trouvent connotés par un contexte d'élevage de bétail.

Malgré le terme *pẖr.t* ou (remèdes, prescription), le lexique des produits pharmaceutiques est largement dominé par une grande diversité et des concepts différents. Ainsi, plutôt que par un terme général lié à leur action, les « médicaments » ont tendance à être désignés par leur forme, par exemple *swỉt* (pilule) ou *mt* (pilule, suppositoire). On dispose pour parler de « breuvages (potentiellement) pharmaceutiques », de *sẖbw* , qui peut s'appliquer à tout « breuvage », et de *sḏr.t* , qui dénote spécifiquement les « potions destinées à provoquer le sommeil ».

Encore ne s'agit-il là que de catégories mineures en comparaison du foisonnement de vocables liés aux « huiles » et aux « onguents ». La racine *wrḥ* y donne notamment les mots *wrḥ* ou et *wrḥ.t* signifiant « onguent » et le verbe correspondant *wrḥ* ou (consacrer par l'onction, oindre, enduire, farder), qui peut se référer à une pratique cosmétique. On a aussi une variante *mrḥ.t* ou (huile, onguent). La racine *nwd* donne le terme *nwd.t* ou (pommade, onguent), le nom d'un « dieu qui fabrique des onguents », *nwdty* , et le mot *nwdw* signifiant « onguents » ou « parfum » et connaissant de multiples graphies telles que , , ou . Le mot *gsw* (onguent) est isolé. Mais de très nombreux autres mots tels que *sgnn* (suif, huile, onguent), liés à l'idée de « matière grasse », peuvent également être employés avec une signification recouverte par le φάρμακον *phármakon* grec : la *ḥ3t.t* ou est un « onguent » ou une « huile fine » par exemple, et la *tp.t* est une « huile fine destinée à l'onction » ou bien toute « graisse de haute qualité ». L'emploi de *ʿnd* et *ʿnḏ* , qui veulent encore une fois dire « onguent, huile », est peut-être à rapprocher de celui de *ʿnḏw* (jarre, pot). Il existe même un verbe, *ẖs3* ou , dont la signification est « être sans onguent, ne pas être oint ».

La seule fréquence comme déterminatif du hiéroglyphe représentant un *« vase à onguent scellé » et se référant donc particulièrement à cette catégorie de substances prouve assez l'unité et l'importance culturelle de tels produits dans l'Égypte antique. On peut l'expliquer par le même concept de φάρμακον *phármakon* que dans le cas du grec (sous-section 11.5.2, p. 113), mais aussi par l'immense valeur rituelle que revêtent ces préparations, qui les rapproche notamment de la pratique de l'embaumement des corps et qui s'illustre par l'extension du sens du nom commun *wrḥy* 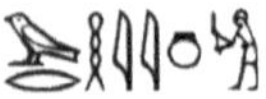 (de racine *wrḥ*) de « celui qui fait l'onction » à la désignation de toute « personne préposée à quelque chose ».

Si l'on peut de plus trouver des termes tels que le verbe causatif *si3rr* 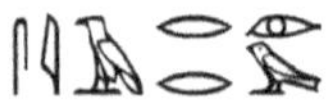 (administrer un médicament), ce n'est donc pas que les pratiques pharmaceutiques aient été inexistantes, mais bien que l'idée de leur unité n'avait pas cours puisqu'il faut chercher notre concept de « pharmacie » dans des groupes sémantiques complètement distincts touchant peut-être notamment à la « médecine » ou à la « cosmétologie », ou bien dans des termes très généraux connaissant çà et là une acception aujourd'hui considérée comme ayant trait à la « pharmacie ».

Signalons par ailleurs que le vocabulaire fondamental de la pharmacie n'a aucun rapport avec celui du « poison », représenté principalement par le mot *mtw.t* 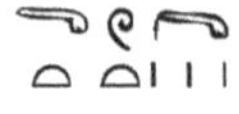, 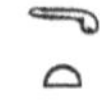 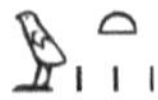 ou 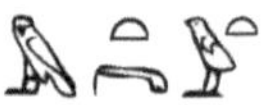 (sperme, semence, graine, progéniture, poison) dont la polysémie est illustrée de manière frappante dans l'un des *Enseignement de Ptahhotep*. Les exemplaires de ce texte qui sont parvenus jusqu'à notre époque permettent en effet d'en reconstituer la quinzième maxime (Annexe B.1, p. 245) :

> [197] Si tu es un homme excellent [198] [et que]
> tu engendres [un] fils agréable [au] dieu[19] :

19. Il peut s'agir du pharaon, aussi considéré comme une divinité.

[199] s'il est juste, il tourne à ta manière ; [200] il écoute ton enseignement ; [201] sa parole est excellente à l'intérieur de ta maison ; [202] il s'occupe de tes affaires pour [ton] état [de manière] appropriée ; [203] fais pour lui tout ce qu'[il y a de] bon ; [204] c'est ton fils [...] tiré [de] ton *ka* ; [205] ne le sépare pas de ton cœur. [206] [Mais] la *mtw.t*[20] est vouée à engendrer l'ennemi : [207] s'il s'égare, [qu']il transgresse tes desseins ; [208] il cesse [toute] assiduité [envers] ton enseignement ; [209] il déborde [de] mépris à l'intérieur de ta maison ; [210] il s'oppos[e] à la stabilité de [ton] autorité ; [211] sa bouche [va] à la parole impure ; [212] [ce qui est] dans sa tête n'est vraiment pas loin de [ce qu'on trouve] chez le brigand ; [213] tu l'éloignes [car] ce n'est pas ton fils en vérité ; [214] il n'a pas été mis au monde pour toi en vérité ; [215] tu l'asservis quant à sa bouche selon sa manière ; [216] [lui qui] te bless[e est de ceux qu']ils[21] ont condamné[s]; [217] l'ordre de sa culpabilité [lui a été intimé] dans la matrice ; [218] leurs arrêts ne dévient pas ; [219] [car] leurs sans-barque[22] ne trouvent pas de voie.

On peut remarquer au passage la référence au segment 204 au *k3* 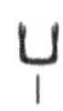 , 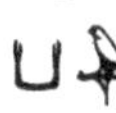 ou 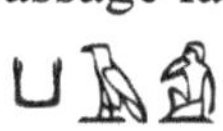 , concept dont l'extrême complexité interdit l'idée même d'un traitement exhaustif au sein de ce travail (ainsi que, plus simplement, celle

20. On le voit, ce passage joue sur les interprétations possibles de ce mot à la fois comme « descendance, progéniture, semence » et « poison ».

21. En général interprété comme se référant aux dieux.

22. Ceux qui sont abandonnés d'eux.

d'une traduction adéquate), mais dont l'intérêt s'y manifeste en ce qu'il pourrait être traduit dans certaines circonstances par *santé*. Systématiquement symbolisée par deux bras tendus vers l'avant (c'est-à-dire vers le haut dans les représentations), cette composante immatérielle de la personne humaine correspond en effet à une sorte de « force vitale », de « vitalité », d'« énergie », en relation avec l'alimentation puisque le fait de festoyer célèbre, toujours selon l'*Enseignement de Ptahhotep*, ce *ka*, auquel les toasts sont portés. Le culte funéraire et les textes des pyramides montrent par ailleurs que cette notion est étroitement liée à la « mort » et à l'idée d'une « transmission entre les générations », ce qui donne évidemment au *ka* royal une importance toute particulière.

6.1.2 Nosographie du lexique moyen égyptien

On peut en trouver une raison dans l'absence de concept de « maladie » qui soit défini de manière similaire au nôtre. Tous les mots que l'on peut traduire par *maladie* sont en effet éclairés différemment par d'autres contextes où ils peuvent être rendus par l'un des multiples sens de *3hw* 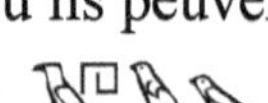 , 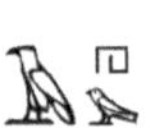 , 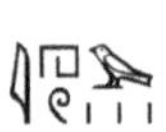 , 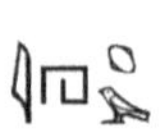 , 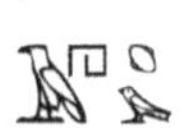 , 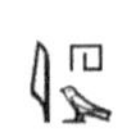 ou 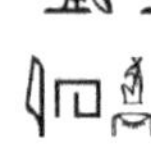 , à savoir « misère, douleur, chagrin, souffrance, peine, blessure, lésion, maladie ».

C'est le cas pour les mots de racine *mn* ou *mr*, c'est-à-dire le verbe *mn* 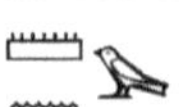 (être malade, souffrir de, être atteint de, avoir mal, être tourmenté par), le terme *mr* 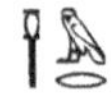  ou 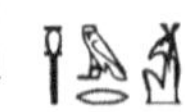 (malade, souffrant, douloureux, douloureusement, douleur, souffrance, mal, affection), les noms homonymes *mn* 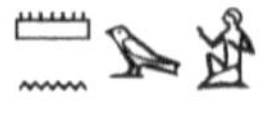 et *mr* 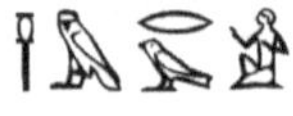 dénotant un

« homme malade » ainsi que les substantifs *mn.t* ou (maladie, affection, ce qui est nuisible, souffrances, chagrin) et *mr.t* (douleurs, souffrances, maladie douloureuse). Ce qui ressort de ces familles dominantes dans la recherche d'un concept équivalent de « maladie », c'est l'idée générale de « souffrance », de « douleur » — quelle que soit la cause ou la composante de cette douleur. Cette idée repose sur un point de vue subjectif[23] que l'on retrouve dans *ḳsn* (malchance, infortune, douleur, souffrances) et qui apporte une raison à la palette de dénotations de *šnw* (souffrance, maladie, besoin).

Les autres approches lexicales de la « maladie » considèrent une caractéristique particulière. Cette caractéristique autre peut être intrinsèque au mal : l'« incurabilité » dans le cas de *bṯw* (maladie incurable, personne incurable), la « mort » dans le cas de *ḫ3.t* (cadavre, maladie mortelle, enterrement), l'« évolution » dans le cas de *ḫ3.yt* , ou (maladie, propagation de la maladie) et du collectif *ẖ3.t* (altération, maladie). Mais elle peut aussi relever de symptomatologie pour *dḥr.t* ou

23. On rappelle que l'Association internationale pour l'étude de la douleur (*International Association for the Study of Pain, IASP*) définit aujourd'hui la *douleur* ainsi [222] : *An unpleasant sensory and emotional experience associated with actual or potential tissue damage, or described in terms of such damage.* « Une expérience sensorielle ou émotionnelle désagréable associée à une lésion réelle ou potentielle, ou décrite en termes d'une telle lésion. »

(amertume, souffle morbide, maladie) et pour *nḳm* (souffrir, être affligé, être inconscient, engourdi, souffrance, engourdissement, torpeur) par exemple.

6.1.3 Approche de la thérapeutique

Une autre raison de l'absence de parallèle conceptuel de notre idée de « pharmacie » réside dans une approche radicalement différente de la thérapeutique. Parce que le « mal dont on souffre » est conçu par défaut subjectivement, l'idée de « santé » est aussi bien vue comme un état initial que comme une direction d'amélioration de l'état d'une personne.

C'est pourquoi les mêmes verbes peuvent y faire référence, à la fois dans une dimension statique (« être en bonne santé ») et dans une dimension dynamique (« recouvrer la santé »), comme le montre la racine fondamentale *snb*, d'où proviennent les homographes *snb* ou signifiant à la fois « bien portant, en bonne santé », « être en bonne santé, se sentir bien, guérir (transitif ou intransitif), récupérer » et « santé ». Une autre illustration est donnée, en plus du causatif dérivé *ssnb* (préserver, maintenir en bonne santé, rendre sain, guérir), par les verbes *ꜥḏ* , ou (être sauf, guérir) et *swḏ3* ou (donner la santé, sauvegarder, préserver, apaiser).

Si *snb* est la racine principale, parce qu'elle apparaît par exemple dans des formules incantatoires figées telles que *anḫ, wḏ3, snb* (vie, prospérité/intégrité, santé) — formule abrégée —, une autre, *nḏm* , , ou (doux, agréable, en pleine forme, qui ne souffre pas, s'adoucir, se plaire) donne encore à la fois *ndmm.yt* 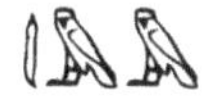 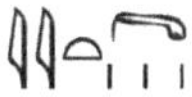 ou 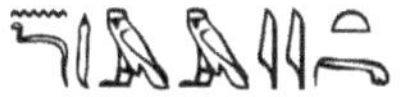 (plaisir sexuel, éjaculation) et le verbe causatif *sndm* 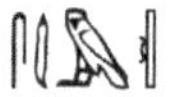 , 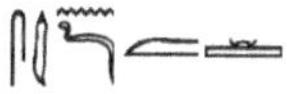 ,  ou 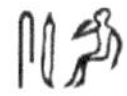 , etc. (réjouir, soulager, guérir, s'asseoir, se reposer).

Le nom du professionnel auquel il est fait appel en cas de *swn.yt* 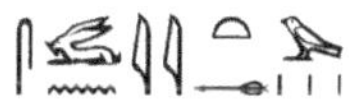 (souffrance, douleur), c'est-à-dire le « médecin », s'appelle *swnw* 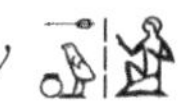 . Ce lexème provient de la racine *swn* observée dans le verbe *swn* 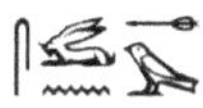 (souffrir) et dans le nom commun *swn* 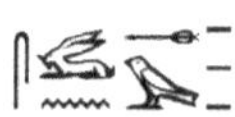 (affliction, détresse). Il existe une organisation professionnelle puisqu'on reconnaît un *wr-swnw* 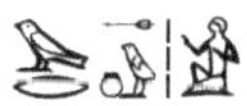 (Grand des médecins) et il est vraisemblable que la distinction entre « pharmacie » et « médecine » ne soit pas faite.

En effet, du fait de la manière d'appréhender la « maladie » et la « santé », on comprend que les préparations, quel que soit leur mode d'administration, ne sont qu'un des moyens que peuvent mettre en œuvre les professionnels en vue d'obtenir la guérison. Les pratiques non médicamenteuses que nous reconnaissons aujourd'hui mais également les pratiques magiques ou rituelles (amulettes, comportements à suivre, incantations, etc.) n'ont dans cette perspective pas de raison majeure d'être distinguées des « produits pharmaceutiques ». Toutes les possibilités peuvent être exploitées et les pharmacopées font état de cette conception.

Voilà donc pourquoi le nom collectif *phr.t* 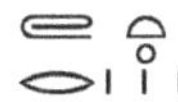 ou 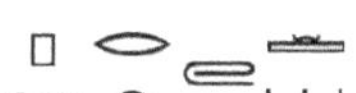 , qui signifie « remèdes » (déterminatif du *« grain de sable »  indiquant une « substance minérale ou granuleuse ») ou « prescription » (déterminatif du

*« rouleau de papyrus scellé » lié à l'« écriture » et aux « notions abstraites ») occupe une place si marginale dans le vocabulaire fondamental de la pharmacie en moyen égyptien. Pour son étymologie néanmoins, on peut penser à la racine *pẖr*, associée à l'idée de « retour », de « circulation », de « mouvement » comme le montre le sens des homonymes *pẖr* (état passager, état transitoire, cycle) et *pẖr* , ou (patrouille frontalière) ou encore le dérivé *pẖrty* (voyageur), ainsi que le nom donné à l'Euphrate *pẖr-wr* , ou (*wr* évoque l'idée de « grandeur », dans le cas d'un personnage habituellement). Le verbe fondamental *pẖr*, dont *pẖr.t* est peut-être à rapprocher, constitue à lui-seul un catalogue des extensions possibles de cette racine ; orthographié , , , , , , , ou , il peut en effet être traduit selon les cas par : « tourner, détourner, se retourner, faire une révolution, se déplacer, bouger, entourer, enclore, parcourir, traverser, déambuler, faire le tour des murailles, se répandre, dérouler, dévier, faire un revirement, changer d'opinion ».

6.2 Famille sémitique

6.2.1 Akkadien

Le vocabulaire qui nous est parvenu des deux dialectes de la langue akkadienne [99, 126, 167], le babylonien (méridional) et l'assyrien (septentrional), est bien sûr limité en ce qui concerne les professions de santé.

Le mot 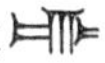 *šammu(m)* signifie « plante », « herbe », éventuellement du « fourrage ». C'est lui que l'on retient généralement comme principale traduction du mot *médicament.*

Une racine traverse le lexique de la « maladie » — *m-r-ṣ* se retrouve dans 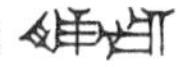 *murṣu(m)* (maladie) et dans 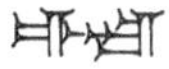 *marṣu(m)* (malade) —, tandis que celui de la « santé » est partagé entre deux autres racines. On a, en effet, deux mots, 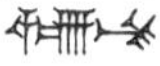 *šulmu(m)* et 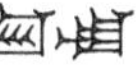 *bulṭu(m)*, pour parler de « santé », ainsi que deux verbes correspondants : 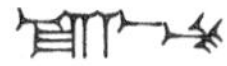 *šalāmu(m)* (soigner) et *balāṭu(m)* (soigner, être en bonne santé, recouvrer la santé, maintenir en bonne santé). Comme on le voit, les deux verbes ne sont pas équivalents ; cela s'explique par le sens fondamental de la première racine *š-l-m*, liée à l'idée de « paix », qui ne relève donc pas originellement d'un état physique. C'est pourquoi seul la seconde racine donne un adjectif, 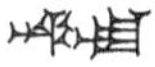 *balṭu(m)*, qui qualifie une personne « en bonne santé ».

L'interprétation classique distingue deux professionnels de santé majeurs, à savoir l'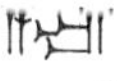 *asû(m)* et l'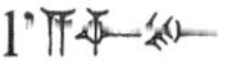 *ašipu(m)*. Le premier a pu être appréhendé comme correspondant à un « médecin », à un « chirurgien », ou à ce que Rabelais aurait appelé un « physicien », par opposition au second, considéré soit comme un « magicien » ou un « devin », soit comme un « pharmacien » ou un « préparateur de remèdes ». Cette ségrégation est sujette à débat : la question de la possibilité d'interpréter l'emploi de deux noms comme témoignant d'une distinction dans les faits à partir des traces que nous avons reste ouverte ; les positions qui demeurent les plus tranchées associent l'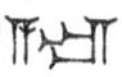 *asû(m)* à des conceptions corporelles, et l'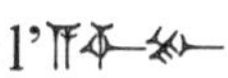 *ašipu(m)* à des pratiques religieuses [227].

6.2.2 Amharique

L'amharique [153, 154] emploie le terme **መድኀኒት** *mädəḫənitə* /mädxənit/ (avec la variante **መድኃኒት** *mädəḫänitə* /mädxänit/) pour parler d'un « médicament » ou d'un « remède », ainsi que le verbe dérivé **በመድኀኒት** *bämädəḫənitə* /bämädxənit/ (administrer un médicament). Au sens figuré toutefois, c'est un mot différent, **መፍትሔ** *mäfətəḥē* /mäftəhē/ (solution), qui est utilisé. Les « drogues » et « substances addictives » sont considérées comme une catégorie particulière parmi ces médicaments puisqu'elles sont dénommées **ሱስ፡የሚያስዝ፡መድኀኒት** *susə yämiyasizə mädəḫənitə* /sus yämmiyasiz mädxənit/ (**ሱስ** *susə* /sus/ signifie « addiction »).

Le « lieu où l'on trouve ces médicaments » est littéralement la *« maison des médicaments » : **(የ)መድኀኒት፡ቤት** *(yä)mädəḫənitə bētə* /(yä)mädxənit bet/ (pharmacie), locution construite à partir de **ቤት** *bētə* /bet/ (maison). Le « professionnel qui s'y trouve » est désigné par le nom de **መድኀኒት፡ቀማሚ** *mädəḫənitə qämami* /mädxənit qämmami/ (droguiste, pharmacien). Il s'agit, pris littéralement, d'un *« préparateur », d'un *« mélangeur de médicaments ».

Tout « guérisseur », « soignant » ou « professionnel de santé » peut être qualifié de **መድኃኒተኛ** *mädəḫanitäña* /mädxənitäñña/. L'amharique emploie pour le « médecin » les termes correspondant à des analogues arabes : **ዶክተር** *dokətärə* /doktär/ et **ሐኪም** *ḥäkimə* /ḥakim/. La même racine[24] que ce dernier mot donne **ሕክምና** *ḥəkəməna* /həkmənna/, qui est le nom de la « médecine », ainsi que les vocables **የሕክምና** *yäḥəkəməna* /yähəkmənna/ (école de médecine) et **የሐኪምነት** *yäḥäkimənätə* /yähakimənnät/ (profession médicale).

---

24. L'analyse de cette racine figure, dans le cadre de la langue arabe, à la page 68.

6.2.3 Arabe

6.2.3.1 Pharmacie

Dans le monde arabe [28, 44, 149, 199, 252], hormis l'appellation vieillie de بُوتِيكَة *būtīkaẗ* que l'arabe marocain a un jour emprunté à l'Europe, l'appellation de l'« officine de pharmacie » hésite de nos jours, selon les zones, entre deux vocables : celui de la فَارْمَسِي *fārmasī*, passé par le français et employé au Maroc et en Algérie, et celui de la صَيْدَلِيَّة *ṣaydaliyyaẗ*, d'origine sémitique car dérivée de صَيْدَلَة *ṣaydalaẗ* (pharmacie, pharmacopée, pharmacologie) à l'aide du suffixe de relation *-iyy-* (au masculin) ou *-iyyaẗ* (au féminin) connu sous l'appellation de نِسْبَة *nisbaẗ* en grammaire arabe, employé partout ailleurs, de la Tunisie à l'Irak.

L'étymologie de cette famille principale, qui comporte aussi le nom صَيْدَلَانِيّ *ṣaydalāniyy* ou صَيْدَلِيّ *ṣaydaliyy* (pharmacien), l'adjectif صَيْدَلِيّ *ṣaydaliyy* (pharmaceutique) et son pluriel صَيْدَلِيَّات *ṣaydaliyyāt* (médicaments, drogues), est obscure. Elle dériverait de صَيْدَل *ṣaydal* (pierres, argenté, drogues), proviendrait de صَيْدَلَ *ṣaydala* (vente de drogues et de parfums), mot lui-même issu d'un toponyme صَيْدَلاَ *ṣaydalān*, ou bien résulterait de l'arabisation d'un mot persan. Cette famille n'apparaît pas dans le Coran. En revanche, c'est souvent la seule qui soit donnée par les dictionnaires, ce que l'on peut expliquer par une attitude conservatrice qu'adoptent presque systématiquement les arabophones vis-à-vis de la langue écrite : les termes apparentés à *pharmacien*, parce qu'ils sont d'importation récente et perçus comme tels, comme intrinsèquement étrangers, sont considérés comme n'ayant pas leur place dans la langue littéraire.

6.2.3.2 Dialectologie

La distribution géographique de l'emploi de tous ces termes a déjà fait l'objet d'études poussées intéressant la dialectologie arabe : la majeure partie du monde arabophone fait usage du vocable صَيْدَلِيَّة *ṣaydaliyyat*.

Cependant, le Maghreb se démarque nettement par son très large emploi du mot français *pharmacien*. Le Tchad et le Cameroun l'ont également repris sous la forme *daktōr farmāsi*. Cette origine se retrouve ponctuellement dans le reste du monde arabe, à Beyrouth (*farmašene*) ou en Palestine par exemple (*farmašān* ou *farmašāni*), ou encore en Égypte (*farmašiyya*).

Le centre du monde arabophone (Libye, Égypte, Soudan) retient comme obsolètes des termes formés sur أَجْزَاء *ağzā'* (parties, composants) et liés au sens de « produit chimique » : أَجْزَائِيّ *ağzā'iyy* ou أَجْزَجِيّ *ağzağiyy*. Ce sont ces formes qui ont donné par une formation arabo-persane le terme أَجْزَاخَانَ *ağzāḫāna* (« pharmacie », ce qui correspond à l'actuel خانَه *xāne* désignant une « maison »), ainsi que la famille d'*eczane* que l'on rencontre, de nos jours encore, en turc (section 14.2, p. 175).

6.2.3.3 Médicament

Plusieurs vocables correspondent à notre *médicament*.

Le premier que donnent les dictionnaires est généralement دَوَاء *dawā'* (médicament, remède) ; son pluriel n'est pas aisément déductible de cette forme pour les non arabophones : أَدْوِيَة *adwiyat*. Il donne l'adjectif دَوَائِيّ *dawā'iyy* (médicinal). La même racine se retrouve dans دِوَاء *diwā'* (traitement), dans مُدَاوَاة *mudāwāt* (traitement, thérapie, cure) et dans تَدَاوٍ *tadāwin* (guérison). On la rattache à دَوَى *dawá*, qui, à côté de sens liés au fait de « bruire » tels que « bourdonner » ou « résonner », peut signifier « traiter » ou « se traiter », d'où « guérir ». Une autre dérivation donne d'ailleurs دَوًى *dawán* (maladie) et son pluriel أَدْوَاء *adwā'*.

Une autre famille est représentée par عِلَاج *ʿilāǧ* (traitement, thérapie, remède, médicament) et عِلَاجِيّ *ʿilāǧiyy* (thérapeutique). Ces vocables dépendent de la racine ع ل ج *ʿ-l-ǧ* (traiter, soigner, s'égarer, se soumettre, œuvrer, travailler, se battre), qui donne par ailleurs عِلْج *ʿilǧ* (incroyant, personne malpolie).

On trouve aussi soit عَقَّار *ʿaqqār*, soit عِقَار *ʿiqār* pour le sens « drogue, médicament ». Le pluriel en est عَقَاقِير *ʿaqāqīr*, et on le rattache à عَقَرَ *ʿaqara* (être blessé, être stérile, être condamné, être résigné, étourdir, décontenancer). Le عُقْر *ʿuqr* ou le عَقْر *ʿaqr* ainsi que la عَقَارَة *ʿaqārat* désignant différentes interprétations de la « stérilité », l'orientation sanitaire de cette famille peut sembler anecdotique. Elle s'applique en fait plus précisément au concept de « drogue » qu'à celui de « médicament », puisque le « droguiste » est rendu par عَقَاقِيرِيّ *ʿaqāqīriyy*.

La dernière famille majeure pouvant dénoter un « médicament » nous amène dans le domaine médical avec la racine ط ب ب *ṭ-b-b*.

6.2.3.4 Médecine et chimie

L'héritage de la pharmacie vis-à-vis de la civilisation arabo-musulmane suit deux chemins relativement indépendants avec, d'un côté, celui de la médecine arabe, et de l'autre, celui de l'(al)chimie.

6.2.3.4.1 Médecine

Le nom arabe du « médecin », طَبِيب *ṭabīb* est bien connu des francophones puisqu'il est passé dans notre langue sous la forme de *toubib*.

Si les époques récentes distinguent différents professionnels de santé, à l'échelle de l'histoire de la langue arabe en revanche, il n'y a qu'une conception unitaire de la طِبَابَة *ṭibā-*

baṫ (traitement médical, profession médicale) et le طِبّ *ṭibb* est un terme très général désignant l'« art de soigner », bien qu'il soit souvent traduit par *médecine*. Cela est suggéré par la définition suivante, que donne Ibn Rushd (Averroès) au XIIe siècle [25] :

> le [*ṭabīb*] est celui qui recherche la préservation de la santé des corps si santé il y a, ou son rétablissement si elle n'existe plus

De même, l'adjectif طِبِّيّ *ṭibbiyy* est assez bien rendu par le terme *officinal* plutôt que par *médical*.

Il en est peut-être autrement de l'autre racine principale servant à parler du « médecin » dans des états antérieurs de la langue arabe ou en fonction de variations dialectales de nos jours : ح ك م *ḥ-k-m*. Cette racine trilitère donne lieu à une famille extrêmement riche couvrant des champs sémantiques aussi variés que ceux de la « politique » (حُكُومَة *ḥukūmaṫ*, « gouvernement » ; حَاكِمِيَّة *ḥākimiyyaṫ*, « seigneurie, souveraineté »), de la « justice » (حُكْم *ḥukm*, « jugement, verdict, décision, impératif, pouvoir » ; مَحْكَمَ *maḥkamaṫ*, « tribunal »), de la « sagesse » et du « savoir » (حِكْمَة *ḥikmaṫ*, « sagesse, intelligence, sentence, maxime »). Le sens premier de cette racine représentée par le lemme حَكَمَ *ḥakama* est celui de « prendre une décision, rendre un jugement ». Cette signification s'étend d'une part au pouvoir en général, et d'autre part aux qualités requises pour prendre les décisions les plus justes, au premier rang desquelles se trouve la sagesse. On comprend ainsi l'extension des dénotations de حَكِيم *ḥakīm*, qui vont du « sage » au « docteur » en passant

25. Phrase entière [35, LXI] (la traduction est issue de la même source) : أَعْني أَنَّ الطَّبيبِ هُوَ الَّذي يَطْلُبُ أَنْ يَحْفَظَ صِحَّةَ الأَبْدان إذا وُجِدَتْ، وَ يَسْتَرِدَّها إذا عَدَمَتْ *a'nī anna ṭ-ṭabībi huwa l-laḏī yaṭlubu an yaḥfaẓa ṣiḥḥaṫa l-abdān iḏā wuǧidat, wa yastariddahā iḏā 'adamat.*

par le « savant » et le « philosophe » ; le terme حِكْمَة *ḥikmaẗ* a d'ailleurs pu désigner habituellement la « philosophie (notamment grecque, et en particulier aristotélicienne) » au Moyen Âge [35, note 48].

Si la racine ح ك م *ḥ-k-m* est employée dans l'ensemble du monde arabophone, la racine ط ب ب *ṭ-b-b* connaît un usage surtout maghrébin avec une extension géographique atteignant la Lybie. La partie orientale du monde arabe, à partir donc de l'Égypte, utilise différentes variantes du terme دُكْتُور *duktūr* (docteur), qui désigne également, comme en français, un « grade universitaire » : un « docteur en médecine » est logiquement appelé دُكْتُور فِي الطِّبّ *duktūr fī al-ṭibb* (*« docteur dans le *ṭibb* »).

6.2.3.4.2 Chimie

Le lexème كِيمِيَاء *kīmiyā* (chimie, alchimie) est un lemme dans les dictionnaires arabes (ordonnés en fonction des racines) : il n'est pas rattaché à une racine plus générale.

Son origine n'est pas tout à fait certaine. Les explications les plus plausibles le font remonter soit à la χυμεία *khumeía* (mélange de liquides) du grec ancien — qui provient elle-même du χυμός *khumós* (suc, jus) à l'origine de notre mot *chyme*, connu des professionnels de santé —, soit à ⲭⲁⲙⲉ *khame* (noir, Égypte) en copte, qui en serait venu à s'appliquer aux pratiques (alchimiques) attribuées aux Égyptiens de l'époque.

Le français comme les langues du monde entier en ont tiré successivement l'*alchimie* et la *chimie* en passant par l'*alchimia* du latin médiéval, attestée au XIIe siècle. L'origine incontestablement arabe de ce mot latin est démontrée par l'intégration de l'article arabe أَل *al*, de la même manière que pour de nombreux mots français employés très couramment, tout spécialement en sciences : *alcali*, *alcaloïde*, *alcool*, *algèbre*, *algorithme*, etc.

6.3 Famille tchadique : haoussa

En haoussa [37], la « pharmacie » (l'officine) est appelée *kàntin māgànī*. Cette expression est formée à partir de *kàntī* (magasin) et de *māgànī* (pluriel : *māgungunà̄*, « médicament, traitement, cure, médication, substance chimique »). C'est le mot utilisé pour traduire, par une périphrase, l'adjectif français *médicinal*, car on dit en haoussa *na māgànī*. De même, *bâ dà māgànī* (littéralement : *« donner du médicament ») peut être interprété comme « traiter ».

Au Niger, on se réfère au « pharmacien » par *mū̀shen fàr̃mā̀sî*. Le terme *mū̀she*, ou *mùshe*, utilisé dans ce pays, désigne soit « quelqu'un d'éduqué », une « personne versée dans un domaine », soit « une personne investie d'une fonction officielle », et peut correspondre à notre terme d'adresse *monsieur*. Quant au mot *fàr̃mā̀sî*, sa forme indique un import récent dans le lexique pour désigner la « pharmacie ». Le terme *hwàr̃mā̀sî*, similaire, que l'on rencontre aussi au Niger, ne s'emploie, en revanche, que pour le « pharmacien ».

Dans les États voisins, ce dernier est nommé *kyamìs*. L'origine en définitive arabe de ce vocable ne masque pas un emprunt à l'anglais lorsqu'on le compare au terme hérité directement de l'arabe, *kìmiyyā̀* (chimie). On peut aussi se référer au « pharmacien » par les mots *mài sayar̃ dà māgànī* (littéralement : *« faiseur-vendre du médicament » ou *« possesseur-vendre du médicament »).

Le double emprunt successif que l'on observe pour *fàr̃mā̀sî* et *hwàr̃mā̀sî* d'une part, et *kìmiyyā̀* et *kyamìs* d'autre part, se retrouve encore avec l'équivalent de notre mot *docteur* : tandis que les formes récentes, *dakta* ou *daktar*, concernent le grade universitaire du « doctorat », les versions les plus transformées, *likità* (pluriel : *likitōcī*) et *lòkòtorò* au Niger, désignent le « médecin ». Ce phénomène enrichit donc finalement le lexique.

7
Famille austro-asiatique

7.1 Khmer

7.1.1 Lexème formel *ʔaɔ.sat*

En khmer [30, 69, 119, 120, 160], la « pharmacie » se lit classiquement ឱសថដ្ឋាន [ʔaɔ.sɑt.t(ʰ)ə.tʰaːn] ou, comme il est très courant de nos jours au Cambodge sur les enseignes des officines de pharmacie, ឱសថស្ថាន [ʔaɔ.sɑt.tʰaʔ.sə.tʰaːn] (Fig. 1). Le second composant de cette expression provient du sanskrit स्थान *sthāna* et désigne un lieu[26]. Quant au premier, ឱសថ [ʔaɔ.sɑt], qui dérive du pâli *osadha*, il ne se trouve que dans un contexte formel et signifie « remède, médicament ». Il donne lieu à plusieurs dérivés peu usités car toujours formels, désignant l'« art de la préparation de médicaments » ឱសថកម្ម [ʔaɔ.sɑt.t(ʰ)ɔ.kam.maʔ] (du pâli *kamma*, « travail manuel »), la « pharmacopée » ក្បួនឱសថ [kʰbuən ʔaɔ.sɑt] (le premier élément signifie « théorie, doctrine, méthode » et explique l'extension hors du domaine pharmaceutique avec les sens « livre de prescriptions, exemple, standard, méthode, échantillon, mode, moyen, voie »), ou le « pharmacien » អ្នកលក់ឱសថ [nĕʔ lŭʔ ʔaɔ.sɑt], que l'on peut littéralement rendre par *« personne qui vend les *ʔaɔ.sat* ».

26. Il correspond au suffixe *-stan* que l'on retrouve jusqu'en français notamment dans les noms de nombreuses entités politiques ou administratives : Baloutchistan, Kazakhstan, Kurdistan, Ouzbékistan, Pakistan, Tadjikistan, Turkménistan…

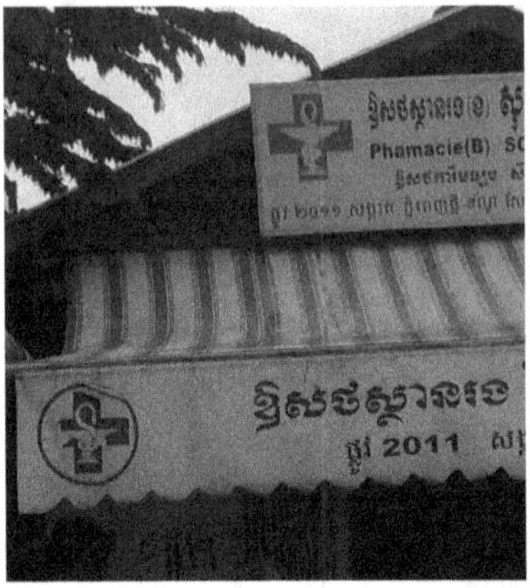

Fig. 1 : Photographie d'une partie de l'enseigne d'une officine de pharmacie prise par l'auteur en janvier 2018 à Phnom Penh au Cambodge et montrant le logo utilisé ainsi que le mot ឱសថស្ថាន *[ʔaɔ.sat.tʰaʔ.sə.tʰaːn].*

7.1.2 Terme central *tʰnam*

Cela nous amène au terme fondamental du lexique de la pharmacie en khmer car le nom usuel du « pharmacien » est អ្នកលក់ថ្នាំ [nĕʔ lŭʔ tʰnam] (*« personne qui vend des *tʰnam* ») plus habituellement, de la même façon que l'une des deux appellations courantes de l'« officine de pharmacie » — l'autre étant tout simplement ហ្វាម៉ាស៊ី [fa.ma.siː], emprunté au français et inusité à l'écrit — est ហាង(លក់)ថ្នាំ [haːŋ (lŭʔ) tʰnam] (littéralement : *« magasin où l'on vend des médicaments »). (On dit aussi ផ្ទះលក់ថ្នាំ [pʰtĕh lŭʔ tʰnam], *« maison où l'on vend des médicaments », mais cela s'applique plutôt à une « pharmacie de médecine traditionnelle » en particulier). En effet, le vocabulaire fondamental de la pharmacie repose en khmer contemporain sur l'unique vocable ថ្នាំ [tʰnam] (médicament).

Il peut servir à désigner toute « substance chimique » ou « substance consommée sans but alimentaire » comme le montrent les exemples suivants : à côté de ថ្នាំកាត់ក្អែល [t^{h}nam kat kʔael] (« savon, détergent », littéralement : *« *t^{h}*nam* à couper la peau morte ») et de ថ្នាំខាត់ស្បែកជើង [t^{h}nam k^{h}at sbaek.cəːŋ] (*« *t^{h}*nam* à faire briller la peau-de-pied », c'est-à-dire « cirage à chaussures »), il désigne de les formules telles que « peinture » dans ថ្នាំខៀវ [t^{h}nam k^{h}iəv] (peinture bleue) et du « tabac » dans ថ្នាំខ្លាំង [t^{h}nam k^{h}laŋ] (tabac fort, discipline sévère). Le « tabac » s'appelle d'ailleurs ថ្នាំជក់ [t^{h}nam cŭʔ] (*« *t^{h}*nam* à sucer ou à fumer »).

L'emploi de ថ្នាំ [t^{h}nam] est néanmoins très majoritairement lié à une interprétation pharmaceutique au travers de nombreuses combinaisons en fonction des formes ou des usages de telle ou telle « préparation », parfois en association avec des emprunts par exemple au français comme c'est le cas de ថ្នាំកូពី [t^{h}nam ko.piː] (*« *t^{h}*nam*-copie »), synonyme de ថ្នាំចម្លង [t^{h}nam cɑm.lɑːŋ] (médicament générique). Les dénotations qui sont en relation avec la parapharmacie ou à la dermo-cosmétique sont dérivées du fait de l'idée commune du φάρμακον *phármakon* grec, avec l'exemple du dentifrice ថ្នាំដុសធ្មេញ [t^{h}nam ɗɔh t^{h}meŋ] (*« *t^{h}*nam* à brosser les dents » littéralement).

7.1.3 *T^{h}nam* et poison

On peut remarquer en outre que le lexique du « poison » le fait couramment intervenir, par exemple dans ថ្នាំពិស [t^{h}nam pɨh] : l'ordre de composition des mots étant le même en khmer qu'en français, le ថ្នាំពិស [t^{h}nam pɨh] doit être interprété comme un *« *t^{h}*nam* empoisonné », un « poison », et non comme un *« poison de *t^{h}*nam* » ; avec la même dénotation, on trouve également ថ្នាំពុល [t^{h}nam pul] et ថ្នាំបំពុល [t^{h}nam ɓɑm.pul].

Issu du terme pâli *visa* (poison, venin), le vocable ពិស [pɨh] (venin, poison, toxine, infection) dans ថ្នាំពិស [t^{h}nam pɨh]. Il en est de même de son voisin, ពុល [pul] (empoisonné, toxique, contaminé, obsédé par), qui est beaucoup plus employé dans la langue courante, par exemple dans l'expression très usitée de ពុលឡាន [pul.la:n] (mal des transports), construit à partir de ឡាន [la:n] (voiture).

Le ពុល [pul] est la racine du verbe បំពុល [ɓɑm.pul] signifiant « empoisonner (quelque chose) ». La démonstration peut en être faite en considérant un autre terme désignant le « poison », celui de ជាតិពុល [ciət pul], dont le sens n'est pas dû au premier élément, qui se retrouve en effet dans រុក្ខជាតិ [ruk.k(^{h})ə.ciət] (plante), mot littéraire équivalent au ដើមឈើ [ɗaəm c^{h}ə:] (plante, végétal), plus répandu : le ជាតិពុល [ciət pul] est donc un *« ជាតិ [ciət] toxique » de la même façon que le ថ្នាំពុល [t^{h}nam pul] est un *« *t^{h}nam* toxique ». C'est ainsi secondairement que le lexème ថ្នាំ [t^{h}nam] se retrouve correspondre à notre emploi de *poison*.

7.1.4 *Kru:* et professions de santé

Du fait de la colonisation, l'Occident est assimilé en khmer à la France ; c'est pourquoi un « médicament de médecine occidentale » est appelé ថ្នាំបារាំង [t^{h}nam ba.ra:ŋ] (en réalité prononcé, surtout dans la région de la capitale, Phnom Penh, [t^{h}nam p^{h}ĕŋ˩˥] *« médicament français »). ថ្នាំពេទ្យ [t^{h}nam pɛ:t] a aussi tendance à signifier « médicament de médecine occidentale » par opposition à ថ្នាំខ្មែរ [t^{h}nam k^{h}mae] (littéralement : *« *t^{h}nam* khmer »), mais peut aussi vouloir dire seulement « médicament ». En effet, ពេទ្យ [pɛ:t], grandement déformé depuis ses origines sanskrites वैद्य *vaidya* (savant, praticien de la médecine ayurvédique), signifie simplement « médical », « médecin » ou « hôpital ».

La langue khmère dispose d'un mot englobant tous les « praticiens de santé » : il s'agit du vocable គ្រូ [kru:]. Son sens initial est « enseignant, précepteur, expert, maître » puisqu'il se rattache par le pâli au lexème sanskrit गुरु *guru* passé en français sous la forme *gourou*. Il s'est ensuite étendu aux « soignants », aux « hommes-médecine », aux « sorciers », aux « esprits gardiens » ; l'argot lui attribue même le sens de « chauffeur de bus » ! En combinaison avec ពេទ្យ [pɛːt], il donne le nom habituel du « médecin » : គ្រូពេទ្យ [kruː pɛːt], synonyme du plus familier ដុកទ័រ [dok.tɔə]. Suivant un assemblage similaire, le « pharmacien » peut être nommé គ្រូឱសថ [kruː ʔaɔ.sɑt] ; on devine que c'est là un titre assez formel, moins pourtant que les très littéraires ឱសថការី [ʔaɔ.sɑt.t(^{h})ə.kaː.rɛj] (« pharmacien », féminin : ឱសថការិនី [ʔaɔ.sɑt.t(^{h})ə.kaː.reʔ.niː]).

Le lexique compte différents types de គ្រូ [kruː] qui impressionnent par leur nombre (plusieurs dizaines) autant que par l'exotisme de certaines pratiques : le គ្រូប្រស់ [kruː prɑh] désigne aussi bien que « médecin » que le « sorcier ou magicien, en particulier capable de ressusciter les morts », le គ្រូផ្លុំ [kruː p^{h}lom] (*« *kruː* qui souffle ») établit un diagnostic et souffle sur la partie atteinte pour la soigner, le គ្រូមន្តអាគម [kruː muən ʔaː.kum] est spécialisé dans les « sorts visant à faire du mal à quelqu'un », le គ្រូស្ដោះ [kruː sdɑh] est un « tradipraticien qui soigne en crachant de l'air ou de l'eau de sa bouche sur le patient », et l'on trouve même le verbe ខុសគ្រូ [k^{h}oh kruː] (littéralement : *« fâcher un *kruː* », ce qui doit en fait s'interpréter comme « tomber malade pour avoir manqué de respect envers un sorcier ou une sorcière »)…

7.1.5 Notion de « traitement » : *p^{h}jiə.baːl*

Un autre mot fondamental peut-être rattaché à l'idée de « soin », de « traitement », celui de ព្យាបាល [p^{h}jiə.baːl] (s'occuper de, aider, assister), très souvent associé dans ce contexte au lexème រោគ [roːʔ] (maladie, douleur, souffrance, blessure). Le premier a pu être analysé comme l'évolution d'une composition du pâli et du sanskrit comprenant

वि *vi-* (dé-, dis-), le préfixe privatif अ *a-* et बल *bala* (fort), tandis que le second descend directement du sanskrit रोग *roga*. Un « traitement » se dit par exemple ការព្យាបាល [ka: pʰjiə.ba:l] (*« travail de soin »). La traduction de « thérapeute » est par exemple អ្នកព្យាបាលរោគ [nĕʔ pʰjiə.ba:l ro:ʔ], car le ការព្យាបាលរោគ [ka: pʰjiə.ba:l ro:ʔ] désigne les « soins médicaux ».

Cela resterait peu intéressant concernant la « pharmacie » si l'on ignorait la possibilité de qualifier d'autres termes, notamment ceux désignant des « préparation » ou des « substances », à l'aide d'autres noms exprimant la notion de « traitement », de « thérapeutique ». À partir de វិធីព្យាបាលរោគ [vi(t).tʰi: pʰjiə.ba:l ro:ʔ] ou du très littéraire តិកិច្ឆា [teʔ.kec.cʰa:], qui signifient tous deux « thérapie », on peut en effet qualifier d'autres mots, soit directement, soit en intercalant le vocable ខាង [kʰa:ŋ] (direction, sens) : (ខាង)វិធីព្យាបាលរោគ [(kʰa:ŋ) vi(t).tʰi: pʰjiə.ba:l ro:ʔ] ou (ខាង)តិកិច្ឆា [(kʰa:ŋ) teʔ.kec.cʰa:], littéralement *« (qui va dans le sens d'une) thérapie » veut donc dire « thérapeutique ».

Mais hormis cette construction, permise par la flexibilité du khmer vis-à-vis des classes grammaticales, le vocabulaire fondamental de la pharmacie demeure centré sur ថ្នាំ [tʰnam].

7.1.6 Concepts de « santé »

Quant à la « santé », elle impose la plupart du temps l'emploi du mot សុខ [sok] qui évoque le « bonheur », la « paix », le « confort », la « santé », la « tranquilité », la « facilité »...et provient directement du pâli et du sanskrit सुख *sukha*. Le mot employé si l'on se réfère au concept de « santé » tel qu'on le perçoit en Occident est សុខភាព [sok.k(ʰ)ə.pʰiəp] (santé) construit en assemblant សុខ [sok] (en bonne santé) avec ភាព [pʰiəp] (état, condition, existence, manière, etc.) ; ce dernier mot apparaît dans plusieurs autres dérivés plus ou moins synonymes : សុវត្ថិភាព [so.vat.t(^{h})e.p^{h}iəp] (prospérité, bonheur, succès, bonne santé, sécurité) de សុវត្ថិ [so.vat.t^{h}e] (« bonheur, bonne santé, paix, prospérité », du pâli *suvatthi*), អនាម័យភាព [ʔa.na:.ma:j.p^{h}iəp] (bonne santé), អារោគ្យភាព [ʔa:.ro:.kja:.p^{h}iəp] (« bonne santé », du pâli *ārogya* et du sanskrit आरोग्य *ārogya* avec le même sens), វិរោគភាព [vi.ro:.ka:.p^{h}iəp] ; il remonterait au terme sanskrit भव *bhava* dénotant le même concept.

Comme beaucoup de vocables (en particulier ceux qui sont issus du sanskrit) qui se démarquent par un nombre important de syllabes, ils ont une connotation de solennité qui ne convient pas aux discussions de la vie courante. Au contraire, le mot សប្បាយ [sab.ba:j] (heureux, joyeux, content, bonheur, satisfaction, santé) est sans aucun doute l'un des plus employés. Passé par le pâli *sappāya*, il provient ultimement du sanskrit सभेय *sabheya* (décent, bien élevé) et apparaît dans la question សុខសប្បាយទេ ? [↗sok sə.ˈba:j | ↑te:] (comment allez-vous ?), où l'on retrouve សុខ [sok]. La langue poétique utilise souvent un dérivé de celui-ci, សុខា [sok.k^{h}a:] (santé, bien-être).

On le voit, la « santé » telle qu'elle est habituellement invoquée en khmer est tout à fait distincte du concept d'« état de santé ». Elle est en somme, bien plus proche par son rapport au « bonheur » et à la « paix » de la définition de l'OMS [189] que ce que le français appelle communément *santé*, une sorte d'« état de complet bien-être » bien plus qu'une « absence de maladie ».

7.1.7 Le *t^{h}nam* en diachronie

Les études comparatives ont mis en évidence [213] un lien entre le ថ្នាំ [t^{h}nam] khmer et de nombreux vocables dans des langues de la même famille. Elles ont permis de reconstruire un étymon qui aurait eu la forme **t_2əm*[27], **t_2əəm* ou **$t_2$am* et des significations liées aux « plantes », à l'idée de « planter », de «(faire) pousser » ou de « cultiver », voire de « commencement ». On rattache en effet à ce même point de départ trois branches différentes.

La première, qui aurait donné directement *đâm* (pousser, germer) en vietnamien, serait liée morphologiquement à la forme **pt_2əm* donnant *ta:m* (planter, semer) en stieng et *səm* en palaung, et aux mots *t(ʰ)əna:m* (médicament, remède) en stieng et *sərnùm*, de même sens, en khmu-yuan.

La seconde branche donne avec le sens « arbre, pied (d'un arbre), tronc, commencement » ដើម [ɗaəm] en khmer, *tɒ:m* en biat, *tə:m* en sre, chrau et bahnar. On lui rattache également le vocable *toum* en mintil. Une série proche adjoint ផ្ដើម [pʰɗaəm] (commencer) en khmer à *sum* en palaung et *pĕtöm* (planter) en besisi, tandis qu'une autre rassemble *pətə:m* en bahnar, *basèm* en hre et *pasiam* en sedang sous le sens « commencer » et ˉ*pəksəm* en riang-lang.

La troisième branche donne en vieux-môn တံ /tɔm/ (plante, arbre, base, pied, commencement), que l'on retrouve en môn moderne avec les mêmes sens bien que les acceptions végétales soient aujourd'hui minoritaires. De la même façon, ပ္တံ /pətɔm/ — qui correspond aux verbes ដាំ [ɗam] (planter, semer, faire bouillir, implanter) en khmer, *tam* (planter) en biat, chrau et sre, *sum* (planter) en praok et *səum* (planter) en Lawa Bo Luang — signifie de nos jours « commencer » en plus de son sens originel en vieux-môn de « transplanter » ; ces formes empruntées par le thaï y donnent ดำ *dam* (« transplanter » ou « repiquer » en parlant du riz). À cette branche on lie aussi le verbe *pətam* (planter) en bahnar ainsi que *ndeum* en Lawa Umphai et *ndəm* (commencer) en Mae Sariang. C'est enfin à cette branche qu'appar-

27. La notation t_2 indique un registre de poitrine lié à un ton bas par opposition à t_1, lié au registre de tête qui donne un ton haut.

tiennent les développements de တ္နံ /tnam/ (plante, arbre) en moyen-môn, devenu တ္ၞံ /nɔm/ dans la langue moderne, du ថ្នាំ [tʰnam] khmer, et du *num* (plante) praok d'une part, du *tə-nam* (rizière) chrau, du *sənəm* (herbe, médicament) palaung et du ¯*tənəm* (herbe, médicament) Riang-Lang d'autre part.

Bien qu'il désigne aujourd'hui les *substances chimiques*, c'est donc en fin de compte par le biais de son sens de « médicament, remède » que le ថ្នាំ [tʰnam] khmer a acquis ces dénotations actuelles depuis la signification étymologique de « plante ».

7.2 Vietnamien

Le vietnamien [128, 156] dispose de deux mots de base à l'origine de la majorité des constructions du vocabulaire fondamental de la pharmacie : *dược* et *thuốc*. Si le premier a le sens de « médecine, pharmacie » et désigne donc les « disciplines de santé », le second a en revanche le sens de « médicament, remède, tabac, cigarette, opium, substance chimique, teinture, peinture, poison » et se réfère donc au « produit ».

Parmi les dérivés du *thuốc*, on compte donc logiquement : *thuốc men* (médicament), *thuốc nam* (médicament traditionnel), *thuốc nước* (préparation médicinale, mixture), *thuốc thang* (médicament, drogue, traiter médicalement), *tủ thuốc* (armoire à pharmacie). C'est le vocable qui apparaît dans *uống thuốc* (prendre un médicament), qui signifie littéralement *« boire un *thuốc* », et dans *buộc thuốc* (appliquer un médicament). Une « prescription » se dit *bài thuốc* et « prescrire un remède » *bốc thuốc*, tandis que *cắt thuốc* signifie « préparer un médicament ».

Il existe de multiples expressions faisant référence à un « médicament efficace », à une « drogue-miracle », à une

« panacée ». On peut citer *thuốc tiên*, qui comprend *thuốc*, ainsi que, pour *dược*, des dérivés tels que *linh dược*, *thần dược*, *diệu dược* ou *thần dược*.

Le *dược*, qui a un sens premier plus théorique que le *thuốc*, sert à former plusieurs composés exploitant cette connotation. Ainsi, le *dược học* désigne l'« étude de la pharmacie », le *biệt dược* signifie « pharmacie » ou « pharmacologie », le *dược khoa* peut vouloir dire « pharmacie galénique », et l'on appelle *dược sĩ* les spécialistes allant du « pharmacien » au « pharmacologue ». Comme dans les langues chinoises, les lexèmes monosyllabiques peuvent être combinés par simple juxtaposition : on parle ainsi de *y dược* pour évoquer ensemble « médecine et pharmacie » ; le vocable *y* est d'origine sinitique, il s'agit du mot noté par le sinogramme 醫 évoqué dans la sous-section 13.2.1 (p. 159) et servant à construire, entre autres, *y học* (profession médicale) ou *y thuật* (médecine, art de soigner), ainsi que *y tế* (santé, médecine). Le *Nam dược* (médecine vietnamienne), le *chén thuốc* (médecine sino-vietnamienne) et le *đông y* (« médecine orientale », par opposition notamment au *tây y* et au *tân dược*, qui désignent la « médecine occidentale ») considérant les deux aspects comme un tout, le *dược* n'est en réalité pas limité au sens de « pharmacie (à l'exclusion de la médecine) » : les formules *hốt thuốc* et *làm thuốc* peuvent par exemple s'interpréter soit comme « préparer un remède », soit comme « être médecin ».

8
Famille austronésienne

8.1 Malais-indonésien

Le malais-indonésien [121] fait usage de nombreux emprunts d'origine chinoise par la présence de communauté chinoises, sanskrite par l'indianisation, arabe et persane par l'islamisation, néerlandaise et anglaise, enfin, par la colonisation et, aujourd'hui, la mondialisation, notamment en ce qui concerne les termes techniques ou scientifiques.

C'est évidemment du néerlandais que proviennent, par exemple, l'*apoteke* (officine de pharmacie) et l'*apoteker* (pharmacien). Ce dernier est aussi plus respectueusement appelé *ahli kimia* dans le domaine malais ; ce mot venu de l'arabe est apparenté à sa version française *chimie*. Le « pharmacien » s'appelle aussi plus généralement *ahli farmasi* ou *mahasiswa farmasi* (*mahasiswa*, du terme sanskrit महाशिष्य *mahāśiṣya*, signifie « étudiant »). *Farmasi* faisait peut-être initialement référence à la « pharmacie » en tant qu'art ou en tant que discipline plutôt qu'au lieu de vente auquel est associé l'officine, mais la tendance actuelle est au choix de ce vocable pour les enseignes des officines (Fig. 2).

Ainsi, la traduction usuelle du mot français *pharmaceutique* est la périphrase *yang berhubungan dengan farmasi* (littéralement : *« qui est en relation avec la pharmacie »). De la même façon, celle de *médicinal* est *berhubungan dengan ilmu kedokteran* (*« en relation avec l'art médical »).

En effet, *ilmu kedokteran* désigne la « médecine » (littéralement, *« science du docteur »), car le « médecin » est

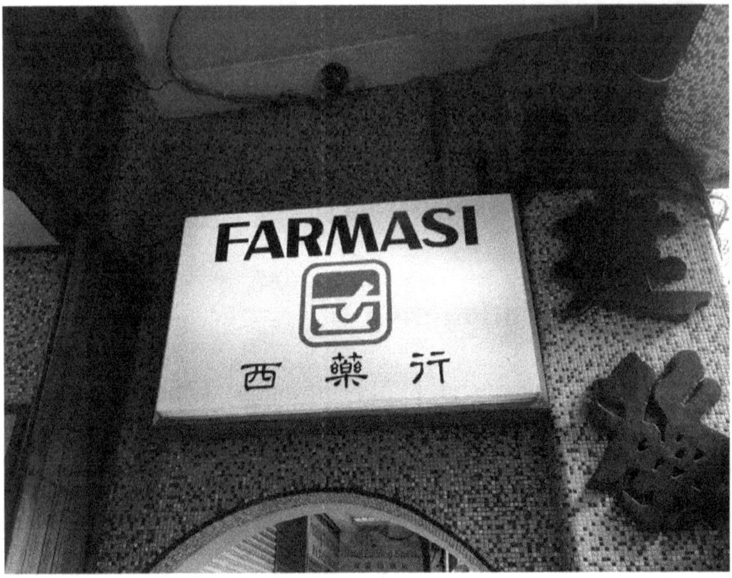

Fig. 2 : Photographie de l'enseigne d'une officine de pharmacie prise par l'auteur en janvier 2018 à Kuala Lumpur en Malaisie et montrant le mot farmasi.

appelé *dokter* ou *mahasiswa kedokteran*. Ces vocables sont bien sûr d'origine européenne, excepté le terme *ilmu*, qui vient de l'arabe : عِلْم *ʾilm* (science, savoir, enseignement). La « médecine » est aussi plus familièrement désignée sous le nom d'*obat*. Ce mot peut vouloir dire « médecine » au sens de « remède » ; avec sa réduplication *obat-obatan*, ils signifient « médicament, remède, drogue ». C'est ainsi que l'*ilmu obat-obatan* (science de la pharmacie) est synonyme de *farmasi*. Le sens de « drogue » est démontré par l'expression *pedagang obat*, qui s'applique non pas au personnel d'une officine de pharmacie, mais à un « vendeur de drogue ».

Signalons encore l'absence de lien avec les noms de l'« homme-médecine », *dukun* et *sinse* ou *singse* ; avec ceux des « plantes », *tumbuh-tumbuhan*, formé, comme *obat-*

obatan, par réduplication, et *tanaman* ; et avec ceux du « poison », *racun* et *bisa*, qui donnent les adjectifs parallèles *beracun* et *berbisa* apparaissant, par exemple, dans *tumbuhan beracun* (plante toxique) ou *ular berbisa* (serpent venimeux), et qui ne sont pas employés de manière figurée, où les termes *marah*, *jengkel* et *jahat* ont cours.

8.2 Malgache

Dans une langue malgache puriste [46, 47], il n'est jamais question en pharmacie que de *fanafody* (médicament) ou de *fanafana* (remède). L'« officine de pharmacie » est désignée que sous le nom de *fivarotam-panafody* (*fivarotana* voulant dire « vendre », il s'agit du « lieu de vente des médicaments »), et « pharmaceutique » se traduit par *mikasika ny fanamboarana sy fivarotana fanafody* (littéralement : *« touchant à la préparation ou à la vente de médicaments »).

Cependant, bien que « prendre un médicament », « préparer un médicament » et « prescrire un médicament » se disent bien respectivement *mihinam-panafody* (*« manger-médicament »), *manamboatra fanafody* et *manòratra fanafody* (littéralement : *« écrire un médicament », expression donnée par le dictionnaire mais qui ne semble pas être employée par les locuteurs), l'influence de la langue française dans les études supérieures à Madagascar fait que l'on parle de *pharmacie* avec le terme français pour parler de la « discipline pharmaceutique ».

On peut encore évoquer le terme *fitsaboana* (traitement), qui donne la locution *ny fitsaboana aretina* (traitement d'une maladie, thérapie)

8.3 Maori des îles Cook

Le maori des îles Cook [60] peut employer le mot *rākau* pour désigner un « médicament ». Toutefois, comme ce vocable, issu de la forme proto-polynésienne **ra'a-kau*, signifie initialement « arbre, arbuste, plante » et qu'il peut, par suite, qualifier tout « bâton », toute « planche », toute « pièce de bois » ou tout « objet en bois », cet emploi dans le sens de « médicament » est minoritaire.

On peut lui préférer le terme dérivé *vairākau*. En tant que verbe, ce mot signifie « soigner » (l'objet désigne une maladie ou une partie du corps), mais les catégories grammaticales qui nous sont familières s'appliquent mal à cette langue, et ce vocable peut tout aussi bien être considéré comme un nom, auquel cas la traduction de *médicament* peut lui être donnée. Dans cette interprétation nominale, le *vairākau* révèle une très grande portée sémantique puisqu'il s'applique au « désinfectant », c'est-à-dire une forme externe, mais aussi à des « produits chimiques » et aux « insecticides », et encore au « poison » (appelé *vairākau mate*), bien que le terme générique soit plutôt *poitini* (poison, empoisonné, empoisonner) emprunté à l'anglais. Le *vairākau tāpiri* désigne même une « compresse » ou une « pommade » : il n'y a pas de distinction entre une substance et ce que nous appellerions *dispositif médical*.

Le « médecin » est appelé *taote*. Ce vocable est qualifié de diverses manières pour parler des différentes professions de santé. Ainsi, le *taote māori* est tout simplement le « tradipraticien », qui est également désigné par le lexème *ta'unga* (prêtre, docteur, tradipraticien, expert).

8.4 Tagalog

En tagalog, le terme de *ng chemist* est employé pour parler du « pharmacien ». Tout « guérisseur » peut aussi être appelé *manggagamot*. Ce mot a remplacé le *manggangaling* (médecin, guérisseur), archaïque mais clairement apparenté au verbe *magpagaling* (soigner). Il est couramment fait usage du mot *doktor* pour désigner le « médecin », et les charlatans sont même qualifiés de *dokotr kwak kwak*.

Le vocabulaire courant du *lason* (poison), du *halaman* (plante, herbe) et du *bawal na gamot* (drogue, substance illicite) sont séparés de ce lexique des « professionnels de santé ». C'est le cas également, étonnamment, du vocabulaire de la « guérison » représenté par *lunas* (médicament, cure, traitement), *lunasin* (guérir), *kalusugan* (santé), et de ceux qui expriment un « état de santé » : *upang lumusog* (être en bonne santé), *sakit* (maladie).

9
Famille dravidienne : tamoul

9.1 Tamoul

Le lexique fondamental de la santé repose en tamoul [59, 203] sur une grande unité. En effet, malgré l'import d'anglicismes tels que கெமிஸ்த் *kemist* pour le *pharmacien* ou டாக்டர் *ṭākṭā* (qui provient du mot anglais *doctor*), en tamoul indien, pour le « médecin », il existe très souvent des moyens — favorisés pour des raisons politiques par un conservatisme extrême — de contourner l'emprunt en s'exprimant à l'aide d'une même racine dravidienne qui donne par exemple respectivement மருந்தகம் *maruntakam* (pharmacie, exercice de la médecine, remède) et மருத்துவர் *maruttuvā* (médecin) ou மருத்தன *maruttan* (médecin généraliste). Ainsi le « médicament » est-il appelé மருந்து *maruntu* (il prend en composition la forme மருத்து *maruttu-*) et l'« automédication » சுய மருத்துவம் *cuya maruttuvam* ; quant à l'« hôpital », il porte le nom traditionnel de மருந்துவமனை *maruntuvamanai*, qui s'oppose, par exemple, à l'emprunt டிஸ்பென்ஸரி *ṭispensāi* (dispensaire).

Le « docteur » est désigné au Sri Lanka par le nom de வைத்தியர் *vaittiyā*, ce qui le rapproche du « sorcier-guérisseur » மந்திர வைத்தியர் *mantira vaittiyā* (la « sorcellerie » étant மந்திர வித்தை வைத்தியம் *mantira vittai vaittiyam*), ce qui le tient éloigné d'une autre conception de l'art de soigner, liée au radical commun, dont dérive மருந்துச்சீட்டு *maruntuccīṭṭu* (ordonnance).

9.2 Autres langues dravidiennes

Le மருந்து *maruntu* tamoul provient d’une racine [59] qui lui a donné de nombreux parallèles dans les autres langues dravidiennes. Avec le sens de « médicament », de « remède », on trouve ainsi മരുന്ന് *marunnu* en malayalam à côté de മാറ്ട്ടാണ് *maruttan* (« médecin, sorcier », mais également nom du chef de la caste des Pulayar), ಮರ್ದು *mardu* ou ಮದ್ದು *maddu* en kannada, మన్దు *mandu* en télougou.

On ne peut cependant pas ignorer le fait que la tendance soit plutôt à la persistance de l’emprunt de *chemist* à l’anglais, qui date bien sûr de l’époque coloniale, par exemple sous la forme కెమిస్ట్ *kemisṭ* en télougou.

10
Famille finno-ougrienne

10.1 Finnois

Le finnois [122] a intégré plusieurs mots d'origine étrangère dans son lexique fondamental de la pharmacie. C'est notamment le cas des appellations du « pharmacien », *farmaceutti* (proche des noms d'Europe occidentale) d'une part, et, d'au-tre part, *apteekkari apteekkioppilas* (proches des noms en usage dans une partie plus orientale du continent). L'« officine de pharmacie » peut également être nommée *apteekki*.

La « pharmacopée » peut introduire le radical principal du lexique fondamental de la pharmacie finnois : à côté de l'emprunt évident *farmacopea*, on utilise en effet plus couramment le mot *lääkekirja*. La « médecine » se dit *lääketiede* et un « docteur en médecine » peut être qualifié de *lääket*, de *lääkäri*, ou bien de *tohtori* (apparenté à notre mot *docteur*). Pour traduire nos adjectifs *pharmaceutique* et *médicinal*, on peut soit utiliser le mot *lääkkeellinen*, soit employer le morphème *lääke-* comme préfixe pour le nom à qualifier. Les possibilités offertes par la structure de la langue finnoise construisent ainsi pour traduire la « pharmacie » des formes aussi longues que *lääkkeenvalmistustaito*, et une « plante » *(kasvi)* peut de cette manière devenir un *lääkekasvi* (plante médicinale).

Un synonyme d'origine finnoise peut être trouvé dans le *rohto* (herbe médicinale), dont la signification s'est étendue au cas général du « médicament », du « remède ». Toutefois, ce vocable est d'un emploi plus marginal que la famille de *lääke* (médicament). Il s'agit étymologiquement d'un emprunt germanique, qui correspond au préfixe suédois *läke-* (médicinal). Cette origine germanique est exposée dans la sous-section 11.4.4 (p. 110).

10.2 Hongrois

L'ἀποθήκη *apothḗkē* initialement grecque est devenue *patika* [ˈpɒtikɒ] (officine de pharmacie) en hongrois [54], et par une formation analogique à celle de *fizikus* [ˈfizikuʃ] (physicien) à partir de *fizika* [ˈfizikɒ] (physique) s'est formé le vocable de *patikus* [ˈpɒtikuʃ] (pharmacien). Cette langue dispose toutefois de radicaux propres et le terme synonyme de *gyógyszerész* [ˈɟoːcsɛreːs] (pharmacien) est préféré ; il est issu de la dérivation par le suffixe de métier *-ész* [eːs] de *gyógyszer* [ˈɟoːcsɛr] (médicament, remède), lui-même bâti sur *szer* [ˈsɛr] (instrument, outil, remède, drogue) avec le préfixe *gyógy-* [ˈɟoːɟ] (médicinal, curatif).

Le morphème *gyógy-* [ɟoːɟ] n'est en vérité pas à proprement parler un préfixe, mais il n'apparaît qu'en composition parce qu'il a été créé rétrospectivement lors de la période de renouveau linguistique qui a donné naissance à la langue nationale unitaire moderne, des Lumières au XXe siècle. Il est tiré des mots *gyógyul* [ˈɟoːɟul] (se rétablir, guérir, recouvrer la santé), qui date au moins de la fin du XIVe siècle, et de son dérivé *gyógyít* [ˈɟoːɟiːt] (avec le suffixe causatif *-ít* [iːt], littéralement : *« faire guérir, faire se rétablir », c'est-à-dire « guérir quelqu'un », mais aussi « réparer, restaurer »), attesté à la fin du XVe siècle. On peut les faire remonter à *jó* [joː] (bon, utile) par *jog* [jog] (droite, droit, loi), dont le glissement sémantique de *bon, mieux* au *côté droit* puis à la *loi* s'explique, comme en latin puis en français, par la superstition.

Le nouveau radical fondamental *gyógy-* [ɟoːɟ] est commun au domaine de la pharmacie et à l'appellation archaïque du *médecin généraliste*, *gyógyász* [ˈɟoːɟaːs] (avec une autre forme du même suffixe de métier, *-ász* [aːs]), aujourd'hui remplacée par celle d'*orvos* [ˈorvoʃ] (médecin, docteur). Avec le suffixe des noms abstraits *-ság* [ʃaːg], celui-ci donne *orvosság* [ˈorvoʃːaːg] (remède, médicament), qui correspond donc exactement à ce que nous appellerions *une médecine*.

10.3 Same (lapon)

Le groupe same le plus parlé (same du Nord [97]) utilise pour l'« officine de pharmacie » le terme, d'origine initialement grecque, *apotehka*. En conséquence, le « pharmacien » peut être appelé *apoteikkár* en parallèle du mot *dálkkasvuovddi*, tout à fait transparent pour les locuteurs du same, puisqu'il s'agit d'une composition issue du verbe *vuovdit* (vendre) et de *dálkas* (médicament) et qui se réfère donc littéralement à un *« vendeur de médicaments ». De même, l'*armoire* ou la trousse à pharmacie est désignée par *dálkkaskápe* (*« coffre à médicaments » littéralement). Cette origine est distincte à la fois de celle de *šaddu* (plante), liée à la nature, et de celle de *noaidi* (sorcier) et *noaidivuohta* (sorcellerie), liée à la magie.

S'il existe aussi des racines différentes concernant la médecine, le nom du « médecin » est importé puisqu'on parle de *doavttir*, terme apparenté à notre *docteur*. Les autres possibilités sont en revanche bien vivantes en dehors de ce cas particulier. En effet, le verbe intransitif *dearvvašmuvvat* (guérir) donne par exemple *dearvvašvuođaguovddáš*, qui désigne un *centre de santé*, littéralement un *« *guod-dáš* (centre) pour le *vuođa* (fond, fondement, base) de la guérison ». Mais l'exemple le plus simple est certainement celui du verbe *buohccát* (tomber malade), qui donne *buohcceviessu* (hôpital) et *buohccebüla*, synonyme de *ambulánsa* (ambulance), et qui s'unit à la famille de *dikšu* (soin) et *dikšut* (soigner) pour donner *buohccedikšu* (infirmier).

11
Famille indo-européenne

11.1 Famille anatolienne (éteinte) : hittite

En hittite [123, 125, 139, 144, 229], le mot *ṷa-aš-ši*$^{HI.A}$ désigne un « médicament » ou bien les « ingrédients » qui le composent. Son étymologie n'est pas connue. Le mot noté ^{LÚ}*AZU*, également écrit ^{LÚ}*A.ZU*, fait référence au « guérisseur » ; il est généralement traduit par *médecin*, *docteur* ou *magicien.*

Un texte rédigé en cunéiformes hittites et faisant apparaître les deux termes nous est parvenu (Annexe B.2, p. 247) :

> L'*AZU* verse hors de ça et [en] remplit le vase d'argile. Il se lave avec l'eau purifiée qui est dans la coupe. Il place le vase qui a été rempli près des *ṷa-aš-ši*$^{HI.A}$. Ils broient les *ṷa-aš-ši*$^{HI.A}$ et il marche à l'opposé du dieu de la lune. En mangeant, il boit cela.

Un autre texte datant d'environ 1500 av. J.-C., inclus dans la dixième des *Lois hittites* et mentionnant aussi l'*AZU*, permet de se rendre compte d'autres réalités socioculturelles. À cet effet, nous le traduisons le plus littéralement possible (Annexe B.3, p. 248 :

> [S]i quelqu'un blesse [un] homme le rend malade alors il s'occupe [de] celui-ci[;] à sa place il donne [un] homme et dans sa maison ils travaillent jusqu'à ce qu'il aille mieux quand/si

il va mieux lui donne 6 shekels d'argent et de l'*AZU* le prix celui-ci-même donne.

11.2 Famille balto-slave

11.2.1 Letton

Bien que le mot *medikaments* existe en letton [111, 136], c'est le terme *zāles* qui est normalement utilisé pour parler de « médicament ». Ainsi, « prendre un médicament » et « prescrire un médicament » se disent respectivement *ieņemt zāles* et *parakstīt zāles*. Le vocable *zāle* signifie « herbe » originellement, comme le prouve le terme apparenté *zaļš*, dont la signification est « vert ».

On peut ajouter, pour le « médicament », l'existence d'une locution *ārstniecības līdzeklis* (remède), basée sur un mot dérivé de *ārst* (médecin), et *līdzeklis*, qui veut dire « moyen, outil ».

Cependant, la « pharmacie » prise en tant que discipline est appelée *farmācija*. Le même radical se retrouve dans le nom de la « pharmacopée », *farmakopeja*, et dans celui du « pharmacien », *farmaceits*. Un radical parallèle donne le mot *aptiekārs* (pharmacien), qui peut être employé en seconde intention, et désigne l'« officine de pharmacie » par *aptieka*.

La « trousse à pharmacie » est désignée par l'expression *sanitārā soma* (littéralement : *« sac sanitaire »).

Dans le lexique de la « drogue », dénommée *droga*, on trouve des formes telles que *drogists* (droguiste) ou *drogu veikals* (droguerie), mais l'« addiction (à des drogues) » s'appelle *narkomānija*, tandis que la « personne dépendante » à de telles substances est nommée *narkomāns*.

Le vocabulaire du « poison » n'est pas lié à la « pharmacie » mais il présente une histoire intéressante. Le mot anciennement utilisé était un germanisme : *ģifts* (poison). Il est aujourd'hui obsolète et a été remplacé au cours du dernier siècle par *inde* (poison). Ce néologisme est apparu en 1922 dans un dictionnaire de termes scientifiques publié à Riga avec l'objectif spécifique de remplacer son concurrent issu de l'allemand. Il provient d'un mot tombé en désuétude, *indeve* (maladie, malaise, mauvaise disposition, mauvais esprit, poison) dont l'origine est discutée. (De nos jours, c'est le terme *slimība* (maladie) qui est employé.)

11.2.2 Russe

En russe [94, 182], le « médicament » est le лека́рство [lʲɪˈkarstvə], le suffixe -ство [stvə] formant le nom d'une abstraction à partir du terme vieilli ле́карь [ˈlʲekərʲ] (médecin) ; aujourd'hui, до́ктор [ˈdoktər] est employé à la fois pour le « médecin » et pour le « diplômé », mais le nom usuel du « médecin » est врач [vrat͡ɕ], qui a perdu sa dénotation originelle de « sorcier-guérisseur, magicien, enchanteur », plus proche de ce que sa formation laisserait penser : le suffixe de profession -ач [at͡ɕ] s'ajoute en effet à un verbe врать [vratʲ] qui veut dire « mentir »…

De la famille du лека́рство dérive l'adjectif лека́рственный [lʲɪˈkarstvʲɪn:ɨj] (médicinal) utilisé par exemple pour qualifier une plante dite лека́рственное расте́ние [lʲɪˈkarstvʲɪn:əje rɐˈsʲtʲenʲɪje]. D'étymologie commune, un « traitement », une « cure » se dit aussi лече́ние [lʲɪˈt͡ɕenʲɪje], car le verbe лечи́ть [lʲɪˈt͡ɕitʲ] a le sens de « soigner, traiter ». On rattache la famille à la racine proto-slave *lěkъ, apparentée au grec ancien ἰατρεία *iatreía* (médecine) et illustrée en vieux-slave par лѣчьба *lěč'ba* et en slavon septentrional par лѣкъ *lěk"*.

Le mot медикаме́нт [mʲɪdʲɪkɐˈmʲent] (médicament) s'entend aussi dans le con-texte médical, et l'on parle également de сре́дство [ˈsrʲet͡stvə], dont le sens premier est celui de

« moyen » (il s'emploie d'ailleurs au pluriel comme en français quand on parle de *moyens* que l'on sous-entend « financiers »), d'« instrument », mais dont la signification a glissé vers celle de « remède » (*« moyen de résoudre un problème ») puis de « médicament » (lorsque ledit problème est en particulier un problème de santé).

Les mots фармацúя [fərmɐˈt͡sɨi̯ə] ([art et science de la] pharmacie) et фармацéвтика [fərmɐˈt͡sɛftʲɪkə] (pharmacotechnie), qui désignent exclusivement des domaines scientifiques, calqués, comme le terme de фармацéвт [fərmɐˈt͡sɛft] (pharmacien), sur l'anglais, sont beaucoup moins employés que les termes que les dictionnaires donnent pas défaut : l'аптéкарь [ɐpˈtʲekərʲ] (pharmacien) travaille dans l'аптéка [ɐpˈtʲekə] ([officine de] pharmacie) empruntée au polonais, et qui donne un diminutif аптéчка [ɐpˈtʲet͡ɕkə] désignant la « trousse de secours ». Les mécanismes de formation du lexique russe ont de plus produit automatiquement l'adjectif аптéчный [ɐpˈtʲet͡ɕnɨj] (pharmaceutique, officinal). On peut noter le sens intéressant que la langue familière donne avec un brin d'humour à l'expression как в аптéке [kak v‿ɐpˈtʲekʲe] ou [kak v‿ɐpˈtʲekʲɪ] (littéralement : *« comme à la pharmacie ») : elle signifie en effet « précisément », démontrant la connotation d'exactitude et de clarté qui accompagne l'univers de l'officine dans cette culture, au contraire de ce qui se passe en français lorsqu'on pense, notamment, à nos *comptes d'apothicaire*...

11.3 Famille celtique

11.3.1 Breton

Le breton [96] présente dans son vocabulaire fondamental de la pharmacie une fracture intéressante : «(officine de) pharmacie » se dit *apotikerezh* comme « pharmacien » *apo-*

tiker ; mais la « pharmacologie » se traduit par le *studi al louseier* comme *lousaoueg* (ou *louzaoueg*) correspond à la « pharmacopée » et comme le *lousaouer* (ou *louzaouer*) désigne familièrement le « pharmacien ».

La première famille correspond évidemment à l'« apothicaire » français, tandis que la seconde est d'origine celtique. En effet, toute *lousaouenn* (ou *louzaouenn*) est une « herbe », une « plante (médicinale) », et de *lousoù* (ou *louzoù*, « herbe, mauvaise herbe, herbe médicinale ») dérive cette importante famille. Si le *lousaouer* désigne donc initialement un « herboriste », son sens s'est étendu à celui de « médicastre », d'où son utilisation familière pour désigner le « pharmacien » ; on trouve également la forme *lousaouaer* (*louzaouaer*), qui n'a en revanche pas de connotation péjorative, mais est aussi utilisée pour parler d'un « botaniste ». De la même façon, une *lousaoueg* ne désigne la « pharmacopée » que secondairement : son sens premier est celui de « lieu à herbes », ce qui peut signifier aussi bien un « endroit où poussent des plantes aromatiques » qu'un « potager ».

Le vocabulaire médical s'organise séparément autour d'emprunts d'origine latine, tels que *medessin* (médecin), parfois écrit *medissin* ou *medisin*, qui coexiste, comme en français, avec le titre de *doktor*. On observe d'une manière générale une utilisation massive d'analogues des mots français qui s'explique sans difficulté par des causes géopolitiques. Ainsi trouve-t-on naturellement, dans un autre champ lexical, le *poeson* (ou *poezon*, avec les variantes *ampoeson* et *ampoezon*, « poison »), parfois appelé *kontamm* (poison), mot manifestement apparenté à notre *contamination*.

Il est notable que le moyen-breton, qui court grossièrement du XIIe au XVIe siècle, atteste également l'emploi en parallèle d'*apotiker* du mot *farmassian*, par la suite éliminé. L'influence de la langue française est incontestable.

11.3.2 Irlandais

En gaélique irlandais [76, 177, 230], du cógas *cógas* (médicament, préparation d'emploi médical) dérivent les noms cógaseolaí *cógaseolaí* (pharmacologue) et cógaseolaíoċt *cógaseolaíocht* (pharmacologie) , l'adjectif cógaisíoċta *cógaisíochta* (pharmaceutique), qui sert à désigner les « produits pharmaceutiques » (táirgí cógaisíoċta *táirgí cógaisíochta*) aussi bien que la « pharmacopée » (leaḃar cógaisíoċta *leabhar cógaisíochta*, littéralement *« livre pharmaceutique » ; ou eolaí cógaisíoċta *eolaí cógaisíochta*, *« guide de la pharmacie », eolaí *eolaí* provenant d'eolas *eolas*, la « connaissance »), mais également le nom le plus courant du « pharmacien » : cógaiseoir *cógaiseoir*. On trouve également en moyen-irlandais la forme cóngas *cóngas* à côté de cógas *cógas* ; les deux correspondent à une forme antérieure comcaisiu *comcaisiu*.

Ce radical principal se double d'un autre, d'origine possiblement grecque, véhiculé par le latin puis par l'anglais (*apothecary*) pour donner en moyen irlandais potecaire *potecaire* puis poitigéir *poitigéir*, autre nom du « pharmacien », ou par exemple poitigéireaċt *poitigéireacht* en parallèle de cógaisíoċt *cógaisíocht* pour désigner la « discipline pharmaceutique ». Une « officine » peut de la même façon être appelée siopa poitigéara *siopa poitigéara* (un siopa *siopa* étant un « magasin ») ou plus couramment cógaslann *cógaslann* (lann *lann* signifiant « maison, bâtiment », littéralement une *« terre », une *« place », un *« site »). Le sens originel de ce mot composé évite toute confusion avec l'« armoire à pharmacie », désignée par les périphrases stór cógas *stór cógas* (*« réserve de médicaments ») et cófra cógas *cófra cógas* (*« coffre à médicaments »).

Les « médicaments », en général, peuvent être appelés collectivement leiġeasra *leigheasra*. De la même famille, le verbe leiġeas *leigheas* signifie « soigner, guérir », mais aussi « remédier à quelque chose », voire « absoudre quelqu'un ». On trouve encore leiġeasóir *leigheasóir* (un guérisseur), leiġeasaċ *leigheasach* et leiġeasúil *leigheasúil* (curatif, médicinal), tandis qu'un homme (fear *fear*) dit leiġis *leighis* est un « médecin généraliste ». Leiġis *Leighis* a le sens de « médicinal » lorsqu'il se rapporte à une boisson (potion) ou à une plante, mais autrement on le traduit plutôt par « médical » (leiġeasaċ *leigheasach* traduirait plus proprement *médicinal*). D'une manière générale, le radical se rapporte plutôt au vocabulaire médical : la « profession médicale » est luċt (an) leiġis *lucht (an) leighis*, le leiġeas *leigheas* désigne la « médecine », l'« art de soigner, de guérir » et, par métonymie seulement, le pouvoir impliqué ou les moyens employés, la « cure », le « remède ». De même, en moyen-irlandais, le leiges *leiges* (*« art du líaig *líaig* »), dont découlait l'adjectif leigesamail *leigesamail* (médicinal, thérapeutique), était l'« art de soigner », et secondairement un « traitement médical » ou un « médicament ».

« Médicinal » se dit surtout leiġeasaċ *leigheasach*, ou possiblement íocṡláinteaċ *íocshláinteach*, de íoc *íoc* (« guérir », ou littérairement « sauver, racheter »), rappelant le vieil-irlandais ícc *ícc* (soigner, guérir, payer, racheter).

Le cúram *cúram* existe mais implique une nuance de responsabilité, de charge, de tâche ou d'attachement (comme en français dans l'expression *n'en avoir cure*) : il peut désigner la « famille » et s'est éloigné du sens de « cure » pour prendre celui de « soin » de l'anglais *care*.

Le lexique pharmaceutique est séparé de celui de la drogue : le druga *druga* est rapproché du drugadóir *drugadóir* (droguiste), ou de l'andúileaċ drugaí *andúileach drugaí* (*« drogué »), et ne recoupe la « pharmacie » que dans ce que l'anglais nomme *drugstore* et l'irlandais druglann *druglann*.

Il est également dégagé de la magie ou des médecines traditionnelles : orṫa *ortha* (incantation, sort, charme) signifie plutôt « prière » dans la langue littéraire, l'« homme-médecine » (asarlaí *asarlaí*), aussi « sorcier, exorciste ou astrologue », dispose d'un radical différent, tandis que le cneasaí *cneasaí* (guérisseur) tire son nom de la guérison considérée comme une extension de la « cicatrisation » (cneasú *cneasú*, de cneas *cneas*, « peau, surface (lisse), belle apparence »). Seul le luiḃlia *luibhlia* (herboriste, phytothérapeute), dont le nom est directement tiré du mot luiḃ *luibh* (herbe, plante), pourrait être cité.

Il n'y a pas non plus de recoupement avec les mots indiquant l'état de santé puisqu'une personne « en bonne santé » est qualifiée de slán *slán* (idée d'intégrité) ou de folláin *folláin* (idée de vigueur). Ce lexique évoque le « caractère intègre » d'une chose ou d'une personne, l'« immunité » (c'est le sens littéraire de slán *slán*) voire le « salut ».

Le continent a introduit quelques autres mots tels que doċtúir *dochtúir* (docteur), qu'on retrouve dans la cóireáil doċtúra *cóireáil dochtúra* (une cóireáil *cóireáil* étant un « traitement ») ou la famille du mot teiripe *teiripe* (thérapie). Celle de fisiceċt *fisicecht* (science de la nature, science médicale), qui donne fisecda *fisecda* (expert dans ces sciences, médecin), et que le moyen-irlandais tire en définitive du grec, offre un parallèle au midaċ *midach* (médecin) et à la midċuine *midchuine* (traitement, médecine), emprunts respectifs des mots latins *medicus* et *medicina*.

11.4 Famille germanique

11.4.1 Allemand

Les germanistes [55, 88, 242] de langue première romane s'aperçoivent vite que les germanophones utilisent le mot

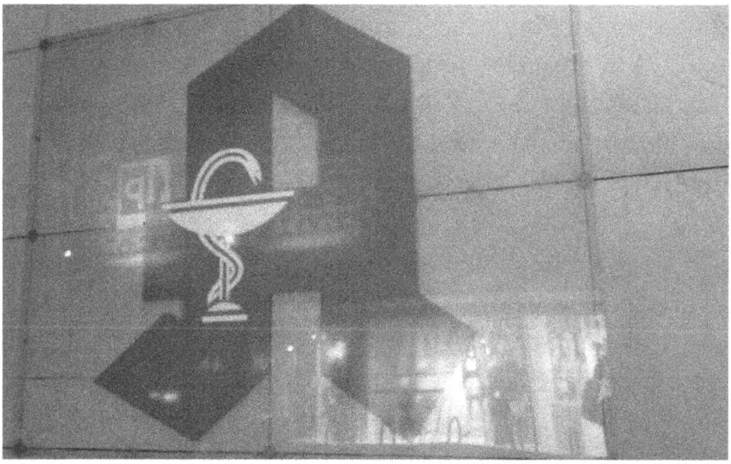

FIG. 3 : Photographie du mur d'une officine de pharmacie prise par l'auteur en février 2018 à Osnabrück en Allemagne et montrant le logo utilisé représentant la lettre A *du mot* Apotheke.

Apotheke pour parler de l'« officine de pharmacie » plutôt que le mot *Pharmazie*. Emprunté au grec en passant par le latin, ce lexème est attesté en allemand au XIIIe siècle avec le sens de « magasin ». Au Moyen Âge, sa signification se restreint à celle de « magasin d'épices ou de remèdes » puis à cette dernière spécification, qu'elle conserve aujourd'hui. Le mot d'*Apotheker* (pharmacien) en est dérivé et le logo des pharmacies en Allemagne et en Autriche, dessiné par Fritz Rupprecht Mathieu en 1951 à partir du modèle dessiné par Ernst Paul Weise en 1936, représente d'ailleurs la lettre *A* de *Apotheke* en rouge (Fig. 3).

Le vocable de *Pharmazie* existe bien pourtant. Les protestations soulevées contre plusieurs projets de réforme orthographique lui ont d'ailleurs conservé ses deux premières lettres, qui auraient pu être remplacées par la lettre *F*. Cependant son emprunt au latin médiéval au XVe siècle l'a coloré d’une connotation académique, en sorte que son usage se limite à la désignation de toute sorte d’« enseignement lié au médicament ». On l’utilise, par exemple, pour parler des « études de pharmacie » à l’université. Des dérivations ont donné les mots *pharmazeutisch* (pharmaceutique) et *Pharmazeut* (pharmacien).

Quant au terme de *Offizin*, qui remonte en allemand au XVIIIe siècle seulement, il a aujourd’hui vieilli. Il appartient au vocabulaire périphérique (c’est-à-dire non standard) spécialisé, certainement parce que son importation tardive l’a laissé attaché à son sens originel d’« atelier où l’on réalise un travail autre qu’artisanal », qui lui permettait donc de dénoter une « pharmacie », mais aussi par exemple une« imprimerie ».

On entend assez souvent le terme de *Medikament*, entré depuis le latin dans le vocabulaire standard au XVe siècle. Il est toujours en concurrence avec un autre mot, *Arznei* (médicament, remède), qui remonte au moins au XIIe siècle ; on trouve en effet, déjà en moyen haut-allemand, les variantes *arzenīe* et *erzenīe*, dérivées de verbes *erzenen* et *arzen* (« traiter, soigner, guérir », littéralement : *« médeciner »). Le mot *Arzneimittel* (remède) peut également être employé.

Toute cette famille descend du vocable *Arzt*, terme le plus couramment employé pour dénoter un « médecin », héritier actuel d’une lignée représentée en vieux et moyen haut-allemand par *arzāt* au côtés d’une version *arzet* en moyen haut-allemand, et empruntée à l’époque préhistorique au latin médiéval *archīāter* venu du grec ἀρχιᾱτρός *arkhiātrós*. Il s’agissait d’un titre médical employé dans l’Empire romain et correspondant à une position de « chef des médecins ». Après son apparition au IXe siècle, l’*Arzt* supplante son concurrent d’origine germanique *lāhhi* (médecin), et donne très tôt en vieux haut-allemand de nombreux dérivés tels que *arzātīe* (médicament) et *gi-arzātōn* ou *gi-arzătōn* (médeciner, guérir). Ces derniers mots éliminent *lāhhinōn* (guérir), qui induit par analogie la formation en vieux haut-allemand de *giarzinōn*, qui donne en moyen haut-allemand les verbes à l'origine de *arzenīe*, donc finalement *Arznei*.

11.4.2 Anglais

Le lexique général de la langue anglaise [38, 71, 75, 178, 181] est caractérisé par deux sources étymologiques majoritaires, avec le lexique d'origine germanique d'une part, et le lexique d'origine latine d'autre part. Dans le second cas, il est souvent difficile de déterminer si une famille a été empruntée au français de l'époque ou directement au latin.

Le lexique du vieil-anglais dispose du terme *lǣċe* /ˈlæːtʃe/, traduit aujourd'hui par « médecin » mais qui s'applique vraisemblablement à tout « guérisseur ». Il ne semble en effet pas y avoir d'indice d'une séparation des métiers de la santé. Le vocable a laissé dans le lexique contemporain le terme correspondant de *leech* (médecin, guérisseur), d'emploi archaïque.

Actuellement, le vocabulaire fondamental de la pharmacie est remarquable par son usage du vocable *drug*. Héritier de ses versions moyen-anglaises *drogges* et *drouges*, attestées au pluriel, ce mot désigne non seulement toute « drogue », mais également et spécialement tout « médicament ». Il ne s'agit pas du tout d'un emploi marginal. D'une part en effet, il s'agit bien de toute une famille comprenant par exemple le verbe *to drug* (droguer) et le nom *druggist* (« pharmacien », littéralement : *« droguiste »). Et d'autre part, la comparaison des fréquences absolues des différentes appellations possibles pour le « médicament » est sans appel sur l'importance de ce lexème ; dans le même corpus de langue anglaise américaine contemporaine [75], on trouve environ en effet[28] :

- 117 000 occurrences de chaînes de caractères commençant par *drug-* ;
- 36 000 mots commençant par *therap-* ;
- 35 000 qui commencent par *medicin-* (tels que *medicine* ; « médicament ») ;
- 10 000 pour *cure* (cure) et les termes commençant pas *curati-* ;
- seulement 6 000 pour ceux qui commencent par *pharmaceut-* ;
- 4 000 pour *remedy*.

Le nom *pharmacy* (pharmacie) est utilisé pour parler de la discipline dans tous les cas. Il l'est également pour l'« officine de pharmacie » dans le monde anglophone hors d'Europe. En Europe en effet, on la désigne traditionnellement à l'aide du génitif saxon *chemist's*. Le « pharmacien » est désigné parallèlement soit par le vocable de *pharmacist*, soit par celui de *chemist*.

Le mot *chemist* est d'origine française. Il remplace la forme *alchemist* entre le XVIe et le XVIIe siècle, qui voit déjà une concurrence entre le sens de « spécialiste de la chimie » et celui de « vendeur de médicaments ». Cette concurrence, qui a toujours cours aujourd'hui, et l'ambiguïté avec le domaine de la *chemistry* (chimie) qui en découle, est sans aucun doute un facteur majeur expliquant la tendance générale a l'adoption de la famille de *pharmacy* pour ce que nous appelons en français *pharmacie*.

Chaucer, principal représentant de la littérature en moyen anglais (du XIe au XVe siècle), semble être le premier à avoir introduit outre-Manche cette famille venue de l'ancien fran-

28. Les nombres sont arrondis au millier le plus proche.

çais et du latin médiéval. Ses *Contes de Canterbury* donnent en effet le passage suivant (Annexe B.4.1, p. 248) :

> Les hommes dirent aussi qu'Arcite ne mourra[it] pas ;
> [Qu']il sera[it] guéri de s[es] blessure[s][29].
> [...]
> Cependant étaient-ils cruellement blessés, et spécialement un,
> Qu'avec une lance était transpercé son sternum.
> À d'autres blessures, et aux bras cassés,
> Certains avaient des baumes, et certains avaient des charmes,
> Des *fermacies* d'herbes et aussi [de] sauge
> Ils burent, car ils voulaient avoir leurs membres.

Le mot, qui paraît sous la forme *fermacies* au vers 2713 du premier fragment, désigne, on le voit, un « médicament », une « médecine », un « remède ». Il prend au XIVe siècle le sens d'« administration de remèdes », puis, au XVIIe siècle, celui d'« art de préparer les médicaments ». Au XIXe siècle enfin, il a pu désigner un « laboratoire ».

En ce qui concerne la famille d'*apothecary*, elle ne s'est conservée en anglais qu'au travers de la désignation de la profession de « pharmacien ». Cette signification, venue de l'ancien français, est attestée depuis le XIVe siècle. Le sens d'« officine de pharmacie » a existé mais ne s'est maintenu que sur une très courte période. Le terme apparaît dans le prologue général des *Contes de Canterbury* de Chaucer, qui peut être intéressant à plus d'un titre puisque le narrateur y présente l'un des personnages de l'histoire, qui se trouve être médecin (Annexe B.4.2, p. 250) :

> Avec nous il y avait un docteur de physique[30] ;

29. On remarquera l'emploi du mot *maladye*.
30. C'est-à-dire « de médecine ».

En tout ce monde il n'y avait aucun comme lui,
Pour parler de physique et de chirurgie
[...]
Tout prêt avait-il ses apothicaires
Pour lui envoyer des drogues et ses électuaires,
Car chacun d'eux faisait gagner aux autres [...] —
Leur amitié n'était pas [chose] nouvelle à commencer[31].

De nombreuses remarques peuvent être faites sur l'image des professions de santé qui est donnée dans ces vers et ceux qui les suivent dans le même passage.

La « médecine » est tout d'abord désignée par le nom de *phisik*. Cet emploi s'accorde avec l'étymologie puisque le mot grec φύσις *phúsis* (nature) n'exclut absolument pas l'homme, ni la santé humaine. L'ancien français a connu cette même utilisation, sous les formes *fusique* et *fisique*, mais elle s'est conservée jusqu'à nos jours en anglais, où, malgré la transition vers la « physique » du sens de *physics*, on parle toujours couramment de *physician*[32] (médecin généraliste).

Ensuite, comme pour la plupart des époques, la chirurgie n'est pas séparée. Ainsi, d'après ce passage (bien entendu peu sérieux), le même praticien détermine les causes des maladies ou des blessures et les remèdes appropriés, qu'ils soient médico-chirurgicaux, médicamenteux ou magiques.

Les vers suivants sont remarquables par leur satire évidente de l'utilisation du savoir en matière de santé, qui fait

31. C'est-à-dire « ne venait pas de commencer ».

32. Le *physicien* est logiquement appelé *physicist*, puisque la langue anglaise fait un usage beaucoup plus systématique du suffixe *-ist* (on peut penser aux noms de scientifiques, pour lesquels l'anglais choisit toujours *-logist* là où le français hésite entre *-logiste* et *-logue*).

majoritairement appel aux auteurs de la médecine antique grecque et arabe :

Bien savait-il le vieil Esculape,
Et Dioscoride et aussi Rufus[33],
[Le] vieil Hippocrate, Ali [ibn Ridwan[34]] et Galien,
Sérapion[35], Razès[36], et Avicenne,
Averroès, Damascien, et Constantin,
Bernard, et Gatesden, et Gilbertin.

Ces références constantes censées légitimer la pratique des professionnels de santé alors qu'elles sont inintelligibles aux profanes seront encore moquées par Molière, en France.

Enfin, le texte fait état d'une association entre un médecin et des apothicaires établie dans le but de maximiser le gain pécuniaire :

En sanguin et en pers[37] il était vêtu cependant,
Garni de taffetas et de soie ;
Et néanmoins il était [tout] sauf facile à la dépense ;
Il gardait ce qu'il gagnait de la pestilence.
Car l'or en physique est un cordial,
Conséquemment il aimait l'or spécialement.

Il ne s'agit pas à proprement parler de charlatanisme, mais on a affaire à une dénonciation d'un mercantilisme dont la problématique est nécessairement toujours actuelle. Du fait

33. Médecin d'Asie mineure sous domination romaine, au Ier siècle ap. J.-C.

34. Médecin égyptien commentant au XIe siècle la médecine grecque antique.

35. L'un des deux médecins arabes connus sous ce nom, vivant respectivement au IXe et XIIe siècle.

36. Médecin persan des IXe et Xe siècle.

37. C'est-à-dire « en rouge et en bleu ».

de leur domaine d'activité et de leur qualité d'experts, les professionnels de santé ont en effet un immense pouvoir dans la détermination de la valeur de leurs services puisque, dit-on, la santé n'a pas de prix.

11.4.3 Gotique

La *Bible* dite de Wulfila, traduite par l'évêque du même nom à partir du grec à la fin de l'Antiquité, est la principale source de la langue gotique [78, 207]. Elle ne constitue malheureusement qu'un matériau très restreint pour l'étude du lexique général, et plus encore pour celle du vocabulaire fondamental de la pharmacie. On peut néanmoins y relever un verbe faible 𐌷𐌰𐌹𐌻𐌾𐌰𐌽 *hailjan* (soigner, guérir), qui peut prendre un objet direct (accusatif) animé (« soigner quelqu'un ») ou non (« soigner quelque chose »). On trouve également le verbe 𐌻𐌴𐌺𐌹𐌽𐍉𐌽 *lekinon*, de même sens.

Les deux figurent dans l'inestimable *Codex argenteus* conservé à la bibliothèque de l'Université d'Uppsala, qui le qualifie sur la version anglaise de son site Internet de « livre le plus précieux de Suède »[38]. Ce manuscrit dont un peu moins de deux-cents feuillets nous sont parvenus est la source majeure de la *Bible* de Wulfila. Il comporte une traduction des évangiles du *Nouveau Testament* de la *Bible* chrétienne en lettres d'or ou d'argent sur un parchemin teinté de couleur pourpre. Pour ce qui nous intéresse, on y lit ainsi au cinquième chapitre (Annexe B.5, p. 251) de l'*Évangile selon Luc* (il est question de Jésus) :

> [15] Le mot s'étendit davantage autour de lui, et accoururent des foules nombreuses [pour l']entendre et *guérir* par lui de leurs maladies.

38. Citation complète : « Codex argenteus - *which means the *« Silver Book » - is Sweden's most valuable book and one of the world's most famous manuscripts.* » [250]

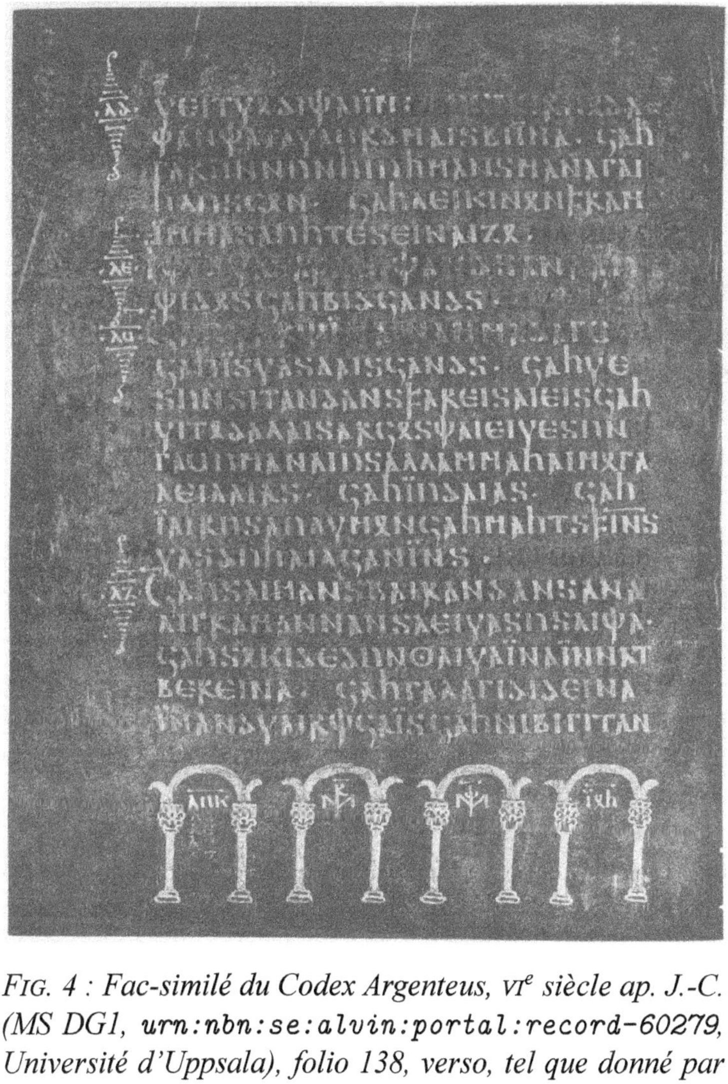

FIG. 4 : Fac-similé du Codex Argenteus, VIe siècle ap. J.-C. (MS DG1, `urn:nbn:se:alvin:portal:record-60279`*, Université d'Uppsala), folio 138, verso, tel que donné par la référence [226] sur le portail national suédois Alvin :* « Digitaliserat material i Alvin føar laddas ner och användas fritt, om inget annat anges. » *(Les documents numérisés sur Alvin peuvent être téléchargés et utilisés librement, sauf autrement indiqué.) [58]*

> [16] Mais il séjourna, s'en allant, dans les déserts et priant. [17] Et il vint un jour, et il enseignait, et étaient assis des Pharisiens et des enseignants-de-la-loi, qui étaient venus ensemble de tout le pays de Galilée (et) de Judée et de Jérusalem ; et [le] pouvoir du Seigneur était pour *soigner* eux.

Les deux mots sont employés comme on le voit dans le même passage. Les deux familles qu'ils représentent se retrouvent facilement dans la branche linguistique.

11.4.4 Autres langues germaniques : norvégien

À l'époque viking, qui commence à la fin du VIIIe siècle, toute la Scandinavie partage la branche septentrionale des langues germaniques, et malgré les volontés politiques évidentes de distinction entre le norvégien, la suédois et le danois, l'aire scandinave demeure de nos jours encore un continuum linguistique que les différents standards orthographiques ne masque pas.

En norvégien [200], le « pharmacien » s'appelle *apoteker* de la même façon que l'« officine de pharmacie » est une *apotek*. Le « médicament » peut être désigné par les noms de *medicin* ou de *legemiddel*, composé de *middel* (moyen [de faire quelque chose]) — importé du moyen-bas-allemand — et de *lege*, à la fois synonyme de *doktor* (médecin) et verbe signifiant « guérir, soigner ».

On trouve l'ascendance du *lege* dans le vieux-norrois *lœknir* (médecin, guérisseur), que l'on fait remonter aux reconstructions proto-germanique **lēkijaz* (médecin) puis proto-indo-européenne *lēgios*. Entre le terme vieux-haut-allemand *lāhhi*, le mot vieil-anglais *lǣċe* et le vocable gotique 𐌻𐌴𐌺𐌴𐌹𐍃 *lēkeis*, qui signifient tous « médecin, guérisseur », on aperçoit la même forme proto-germanique et la même origine. En suédois par exemple, elle donne finalement le verbe *läka* (guérir, soigner, aller mieux, faire aller mieux) après un passage par le verbe correspondant en vieux-norrois, *lækna* (soigner, guérir), qui proviendrait lui-même du proto-germanique **lēkinōną*. Il s'agit toujours de la même proto-forme **lēkijaz* que celle évoquée précédemment, mais adjointe à un suffixe **-inōną* servant à construire des dénominatifs.

11.5 Famille hellénique : grec

De nombreuses langues ont emprunté pour le vocabulaire fondamental de la pharmacie des mots dont l'origine remonte à la famille hellénique [62, 157, 256]. C'est bien évidemment le cas des mots français *pharmacie* et *apothicaire*. Ici, c'est toutefois la famille du φάρμακον qui nous intéresse principalement, puisque c'est elle qui est au centre du vocabulaire fondamental de la pharmacie dans cette famille, depuis les temps les plus reculés sur lesquels nous avons quelque preuve.

11.5.1 *Phármakon* homérique

En grec, on peut faire remonter le mot φάρμακον *phármakon* (au pluriel : φάρμακα *phármaka*) au moins à Homère, qui l'utilise à de nombreuses reprises[39], surtout — on peut s'en étonner au vu des emplois actuels des descendants de ce mot en français par exemple — concernant des substances à application externe. Il désigne n'importe quelle « drogue », malfaisante ou salutaire, et est par conséquent fréquemment

39. Notamment : [4, v. 4.191, 5.401, 11.515, 15.394, 22.94] ; [5, v. 1.261, 2.329, 4.220, 4.230, 10.287, 10.326, 10.392].

déterminé, dans les deux grandes épopées que l'on attribue à Homère, par une épithète qui en précise l'action.

L'exemple le plus célèbre en est certainement le *« duel de *pharmaka* » au dixième chant de l'*Odyssée* : des hommes d'Ulysse arrivant sur l'île de Circé découvrent son palais entouré de bêtes sauvages « [à qui elle] avait donné de mauvais *pharmaka* »[40] pour les dompter, et sont ensuite rendus amnésiques par les « *pharmaka* de malheur »[41] qu'elle leur sert ; le dieu Hermès vient à la rencontre d'Ulysse parti au secours de ses compagnons et lui présente un « bon *pharmakon* »[42] qui doit le protéger des *pharmaka*[43] que la magicienne ajoutera à sa nourriture. Aux vers 316 et 317, Circé lui prépare effectivement dans une coupe un *pharmakon* qui n'est pas qualifié, mais il est ajouté que la magicienne agit ainsi avec « des intentions mauvaises dans le cœur »[44], et c'est sans surprise un « autre *pharmakon* »[45] qu'une fois vaincue elle appliquera sur les pauvres compagnons pour rompre ses sortilèges. Les traductions françaises proposent des mots différents pour les *pharmaka* maléfiques de Circé et traduisent souvent le *pharmakon* bénéfique d'Hermès par « herbe » ou « plante » d'après la description qu'Ulysse en fait (Annexe B.6, p. 252), et qui ne laisse aucun doute :

---

40. [5, v. 10.213] : « κακὰ φάρμακ' ἔδωκεν » *kakà phármak' édōken.*

41. [5, v. 10.236] : « φάρμακα λύγρ[α] » *phármaka lúgr[a].*

42. [5, v. 10.213], répété en [5, v. 10.292] : « φάρμακον ἐσθλὸν » *phármakon esthlòn.*

43. [5, v. 10.290].

44. [5, v. 10.317] : « κακὰ φρονέουσ' ἐνὶ θυμῷ » *kakà phrovéous' enì thumôi.*

45. [5, v. 10.390] : « ἐρχομένη προσάλειφεν ἑκάστῳ φάρμακον ἄλλο » *erkhoménē prosáleiphen ekástōi phármakon állo*, « allant, [elle] massait chacun [d'un] autre *pharmakon* ».

Ainsi alors ayant parlé, il fournit un *phármakon*[, le] tueur d'Argos[46]
hors de terre il [l']avait tiré, et à moi il en expliqua [la] nature.
À [la] racine [il] était noir, et au lait semblable [était la] fleur ;
môlu l'appellent [les] dieux ; et [il est] difficile à arracher
pour [les] hommes ou [les] mortels, mais [les] dieux peuvent tout.

Toutefois, c'est bien le même mot *pharmakon* qui est employé dans tous les cas, et il faut comprendre que le mot désigne en fait toute « substance ou préparation susceptible d'altérer la nature d'un corps ». Chez Homère, le sens de « simple, plante à usage médicinal ou magique », observé jusqu'au IVe siècle av. J.-C., est toujours possible, et certain dans quelques cas[47]. De cette signification dérive celle de « drogue, préparation », puis de « remède » et de « poison »[48] ; suivent les sens de « potion », de « breuvage magique » voire de « sortilège ».

11.5.2 Extension de la famille de *phármakon*

Le mot étendra son champ de significations jusqu'aux « teintures, couleurs, fard, peinture » et aux produits chimiques (par exemple celui de « lessive » attesté au IIIe siècle ap. J.-C., ou celui de « réactif chimique » observé chez les alchimistes). Ainsi, dans le corpus hippocratique, le φάρμακον *phármakon* se définit par opposition aux aliments [61].

46. Il s'agit d'Hermès, que Zeus avait envoyé tuer Argos, géant doté de cent yeux chargé de garder la prêtresse Io, qu'il convoitait.

47. [4, v. 11.741, 11.830] ; [5, v. 4.230] et tout le passage sur la plante μῶλυ *mõlu*.

48. Par exemple [19, 2.48].

En effet, alors que ces derniers sont destinés à renouveler le corps humain par une conversion produisant ses différents éléments, le φάρμακον *phármakon* n'est pas susceptible d'une telle transformation.

Les dérivés sont innombrables et les noms φάρμαξις *phármaxis* (traitement médical), φαρμακεία *pharmakeia* (emploi de médicaments), φαρμακεργάτης *pharmakergátēs* (apothicaire), φαρμακοπώλης *pharmakopṓlēs* (droguiste), φαρμακίων *pharmakíōn* (pharmacien), φαρμακεύς *pharmakeús* (empoisonneur, sorcier), φαρμακίς *pharmakís* (sorcière), φαρμακοδοσία *pharmakodosía* (empoisonnement), φαρμακοθήκη *pharmakothḗkē* (armoire à pharmacie), φαρμακοτρίϐης *pharmakotríbēs* (préparateur de médicaments) illustrent une variété que l'on retrouve dans les verbes. Un glissement de sens très particulier s'observe avec φαρμακός *pharmakós*, nom masculin dérivé du φάρμακον neutre : le φαρμακός a le sens religieux de « victime expiatoire », c'est-à-dire l'homme, généralement de condition servile qu'une cité grecque expulse rituellement de son territoire afin de se purifier symboliquement. Ce terme est aussi employé figurément comme terme d'injure : « misérable, saleté » et, influencé sémantiquement par φάρμακον, évolue vers le proparoxyton φάρμακος *phármakos* (empoisonneur, sorcier, magicien).

Le φάρμακον garde dans l'Antiquité, on le voit, une ambivalence certaine, bien que le sens de « remède » domine légèrement. À l'époque grecque classique, Platon (Πλάτων, né en 428 ou 427 av. J.-C., mort en 348 ou 347 av. J.-C.) exploite cette équivoque, dont il nous donne par là même une illustration littéraire exceptionnelle, dans son dialogue *Phédon* (*Φαίδων*, vers 383 av. J.-C. [11]). Le personnage de Socrate, condamné à mort par l'Héliée (tribunal de la cité d'Athènes), y console ses amis juste avant le moment fatidique en leur expliquant sa conception de la mort comme une libération de l'âme vis-à-vis de l'entrave du corps. La méthode utilisée dans ce contexte pour tuer le condamné est la préparation extemporanée d'un poison mortel que la légende rattache à la ciguë mais que l'arrière-plan historique des narrations qui nous sont parvenues ne permettent pas vraiment d'identifier. Dans le texte du *Phédon*, l'ambiguïté du φάρμακον est totale entre le « poison » qui doit tuer Socrate et le « remède » que la mort représente pour la libération de son âme. On a même pu voir dans ce φάρμακον une illustration du concept d'indétermination en raison de la multiplicité de ses possibles interprétations possibles [80].

11.5.3 Situation en grec ancien et étymologies

L'isolement lexical de φάρμακον a fait penser à un terme d'emprunt, mais la question de son origine demeure, en vérité, insoluble. Des conjectures vraisemblables rapprocheraient le mot de φέρω *phérō* (porter) comme « plante que porte la terre », ou de la racine indo-européenne **bher-* (couper), toujours pour l'idée d'une « plante ».

Dans le lexique de la santé, la famille de ἰά-ομαι *ī́á-omai* (traiter médicalement, soigner, guérir[49]) occupe aussi une place importante. Son étymologie est également incertaine. Ses descendants les plus notables sont liés à l'appellation usuelle du « médecin » dans l'Antiquité : ἰατρός *ī́atrós*, doté d'un suffixe rare qui « soulignerait le comportement individuel de l'agent » [62] par rapport aux suffixations plus ha-

49. On remarquera par cette dérivation du sens de « guérir » de celui de « soigner » l'optimisme du grec (puisque « traiter médicalement » finit par signifier « guérir »), qui s'observe aussi dans la célèbre formule ηὕρηκα *hēúrēka* (j'ai trouvé) attribuée à Archimède, puisque le présent du verbe εὑρίσκω *eurískō* (trouver par hasard, trouver en cherchant, imaginer, inventer, se procurer) aurait été formé secondairement : la forme primitive devant être celle du parfait (qui exprime l'accomplissement), l'étymologie insiste sur un processus (de recherche) conçu comme aboutissant naturellement à son terme : la découverte.

bituelles, mais rares dans ce cas, ἰατήρ *īātḗr* (médecin, celui qui a la fonction de guérir) — analogue du mycénien *ijate* — et ἰάτωρ *īátōr* (médecin, celui qui accomplit ou a accompli une guérison). La famille a donné, par exemple, en français, les noms des spécialistes médicaux en *-iatre* tels que *psychiatre* ou *pédiatre* ; mais le grec ancien connaissait aussi deux dérivés importants intéressant de plus près le φάρμακον, le ἴαμα *ī́āma* (guérison, remède, traitement) et l'ἴασις *ī́āsis* (traitement), car le premier notamment est souvent donné en traduction de « remède ». Les suffixes -σις *-sis* et -μα *-ma* sont bien connus des hellénistes pour former respectivement un nom féminin décrivant une action et un nom neutre désignant en général son résultat[50], mais on voit que l'ἴαμα s'étend aussi, en dialecte ionien-attique, au « moyen d'obtenir la guérison », où il peut redoubler le sens de φάρμακον.

Il faut encore évoquer la famille du terme θεράπων *therápōn*, omniprésente dans le vocabulaire de base du grec ancien et dans notre vocabulaire courant en français, puisqu'elle répond au sens fondamental de « servir ». Le θεράπων est en effet chez Homère l'« écuyer » d'un guerrier, son « compagnon », celui qui l'aide à conduire son char ou à passer son armure ; Patrocle est par exemple un θεράπων d'Achille, et un combattant peut être appelé θεράπων d'Arès, le dieu de la guerre[51]. Le personnage de la θεράπαινα *therápaina* (servante, esclave) est évidemment constamment présent dans la vie domestique antique, et le verbe θεραπεύω *therapeúō* (soigner, s'occuper de), qui a pu être uti-

50. On peut comparer [48, paragraphe 108 p. 113, paragraphe 113 p. 121] avec πράττω *prā́ttō* (faire, pratiquer), qui donne la πρᾶξις *prâxis* (action, activité, entreprise) à l'origine de nos dérivés en *-praxie* et le πρᾶγμα *prâgma* (chose, affaire, tâche, événement) d'où provient notre *pragmatisme* ; ou bien avec τίθημι *títhēmi* (poser, placer), qui donne la θέσις *thésis* (fait de poser, position), c'est-à-dire la *thèse* et le θέμα *théma* (ce qui est posé, sujet), donc le *thème*.

51. Par exemple [4, v. 2.110].

lisé dans le contexte d'un service religieux, a concurrencé avec succès le verbe ἰάομαι dans un sens médical, où il persiste jusqu'à nos jours. Malgré tout, l'étymologie de cette famille demeure très obscure.

Enfin, un autre lexème peut être trouvé comme dénotant la signification de « remède » : ἄκος *ákos* (cure, remède), qu'on trouvait au sens propre parfois, mais surtout au sens figuré, et que le grec moderne n'emploie plus. La racine s'en rapporte toujours à la même notion de « remède », et le verbe dérivé ἀκέομαι *akéomai* signifie ainsi « soigner » ; toutefois, si l'on peut dire qu'elle double celle de ἰάομαι, au contraire de celle-ci, elle n'intéresse pas la personne qui soigne — et ne donne d'ailleurs pas de dérivés dans cette direction — mais plutôt le mal qui est soigné : ἰάομαι, puis aussi θεραπεύω, veut dire « soigner, guérir quelqu'un », tandis qu'ἀκέομαι, qui concerne souvent le vocabulaire médical mais aussi celui de « réparer, tailler des vêtement », signifie « soigner, guérir quelque chose ».

11.5.4 Situation en grec moderne

La première remarque qu'il convient de faire au sujet de la langue actuelle est que le mot φάρμακον s'est conservé jusqu'en grec moderne, où ses deux sens opposés se sont séparés : on a ainsi aujourd'hui φάρμακο /'farmako/ (médicament) et φαρμάκι /far'maki/ (poison, venin). Néanmoins, les dérivés, parce qu'ils sont antérieurs à cette distinction, maintiennent l'ambivalence de la signification du radical. Si les mots φαρμακευτική /farmakefti'ki/ ([art de la] pharmacie), φαρμακευτικός /farmakefti'kos/ (pharmaceutique, médicamenteux) ne posent pas de problème, il nous serait plus difficile de deviner sans les connaître la signification des termes φαρμακερός /farmake'ros/ (empoisonné, venimeux), φαρμακώνω /farma'kono/ (empoisonner) et φαρμακόγλωσσα /farma'koɣlɔsa/ (littéralement : *« pharmacolangue », c'est-à-dire en réalité « langue de vipère »). Importés tout droit du grec ancien, le φαρμακοποιός /farmakɔpi'os/ (pharmacien) — le suffixe indiquant l'idée de « faire, fabriquer » — et le φαρμακείο /farma'kio/ (officine de pharmacie) n'ont guère changé que de prononciation, si ce n'est que le second qualifie également, de nos jours, au sens figuré, une chose considérée comme « hors de prix ».

On peut être surpris d'apprendre que le grec moderne appelle la « pharmacopée » d'un nom tout à fait différent, celui de συνταγολόγιο /sidaɣɔ'lojio/ ; ce terme provient de συνταγή /sida'ji/, qui désigne en général une « ordonnance » mais peut s'appliquer pour une « recette ». La pharmacopée est donc considérée, si l'on suit l'étymologie, comme un *« recueil d'ordonnances ».

Le « poison » ou le « venin » sont à notre époque le plus souvent traduits par δηλητήριο /dili'tirio/, cousin de notre mot *délétère* qui a remplacé les mots de même racine que φάρμακον que le grec ancien utilisait. Δηλητήριο donne en effet lieu à toute une famille de mots qui occupe ce champ lexical et ne signifie véritablement « délétère » que dans des emplois figurés : δηλητηριάζω /dilitiri'azo/ signifie « envenimer, intoxiquer, empoisonner », le δηλητηριαστής /dilitirias'tis/ est un « empoisonneur », etc.

En dehors des dérivés du ἰατρός antique (à présent plutôt γιατρός /ja'tros/), qui constituent le lexique médical, la famille de ιαματικός /iamati'kos/ s'est aujourd'hui complètement restreinte au domaine du thermalisme : l'adjectif signifie en effet « thermal ».

La famille de θεραπεία /θera'pia/ est restée quasiment inchangée depuis les emplois du grec ancien : il y a seulement quelques adaptations à des réalités nouvelles telles que celui des médecins que l'on qualifie de θεράποντας /θe'rapɔdas/ — c'est-à-dire littéralement *« serviteur » (sens observé aujourd'hui dans la langue littéraire) — et qu'on appelle en

France le « médecin traitant ».

Enfin on remarque que, contrairement à la diffusion exceptionnelle dans le vocabulaire fondamental de la pharmacie que la famille du mot αποθήκη /apɔ'θiki/ a connu à travers l'Europe, elle garde ironiquement en grec moderne le sens qu'elle avait déjà en grec ancien avec ἀποθήκη *apothḗkē* et qui est son sens étymologique, car ἀποτίθημι *apotíthēmi* (littéralement : *« placer à part », « entreposer ») donne naturellement à l'αποθήκη le sens de « dépôt, entrepôt, magasin, débarras » ; une αποθηκούλα /apɔθi'kula/ désigne même de nos jours un « cagibi » !

11.6 Famille indo-aryenne

11.6.1 Hindoustani

Le hindi [104, 138, 187] a hérité du sanskrit l'औषध *auṣadh* اوشدھ *oshadh.* Ce vocable désigne un « médicament », une « médecine », toute « herbe » ou « minéral utilisé en médecine ». On trouve également une forme औषधि *auṣadhi* اوشدھی *oshadhi* (herbe, plante, plante médicinale, plante annuelle). Les formations dérivées comprennent le nom de l'« officine de pharmacie », औषधालय *auṣadhālay* اوشدھالی *oshadhālay*, आलय *ālay* آلی *ālay* signifiant « maison » ; celui de la « discipline pharmaceutique », औषध-निमणि-शास्त्र *auṣadha-nimaṇi-śāstra*, où शास्त्र *śāstra* شاستر *śāstra* veut dire l'« étude », la « science », le « code » ou la « règle » ; et l'adjectif औषधीय *auṣadhīya* اوشدھیہ *auṣadhīya* (médicinal), qui peut être substantivé pour désigner tout « ingrédient d'un remède ».

Cette famille est en concurrence avec celle de la दवा *davā* دوا *dawā* (médicament, remède) venue de l'ouest : les dérivés persans abondent, avec le दवाख़ाना *davā<u>kh</u>ānā* دواخانے *davāxāne* (littéralement : *« maison de la *davā* »), autre nom de l'« officine », mais aussi toute « salle destinée à accueillir des médicaments », ou le दवाफ़रोश *davāfaroś* دوافرش *davā-farosh* (pharmacien). Le domaine ourdou emploie aussi دوادارو *dawā-dārū* et دوادرمن *dawā-darman* (utilisation d'un médicament, application d'un médicament, traitement médical, médicament), ainsi que دواساز *dawā-sāz* (préparateur de médicaments, apothicaire), tous directement empruntés au persan. On se réfèrera, pour plus d'information sur ces lexèmes introduits du fait de l'influence historique du persan, à la section 11.7 (p. 124). Cette famille est devenue si importante que « soigner, guérir » peut se dire दवा करना *davā karanā* دواکرنا *davā karnā*, littéralement *« faire remède ».

Le groupe hindoustani (hindi-ourdou) est notablement connu pour les difficultés qu'il pose quant à la définition de langues distinctes. En effet, si, dans la langue courante, l'intercompréhension entre les locuteurs du hindi et ceux de l'ourdou est quasiment parfaite, des raisons politiques font que, dans un registre soutenu, le hindi fait un usage massif de termes d'origine sanskrite tandis que l'ourdou tire son vocabulaire du persan. Les choses se compliquent encore lorsqu'on prend en compte le fait que Bollywood (l'industrie du cinéma indien) reconstruit, depuis le XXe siècle, une culture commune qui s'appuie sur un vocabulaire, des références, des trames narratives et des influences partagés. Cette complexité se reflète dans la dualité entre *auṣadh* et *davā*, qui signifient « médicament ». Elle se retrouve aussi dans celle qui associe le विष *viṣ* hindi (venu du sanskrit) à la ज़हर *zahar* زہر *zahr* ourdoue (venue du persan), qui tous deux désignent le « poison, venin, virus » et donnent les adjectifs विषैला *viṣailā* et ज़हरीला *zaharīlā* (empoisonné).

En dehors de *davāfaroś* et, à la limite, de औषध-विक्रेता *auṣadh-vikretā* (« droguiste », *« vendeur de médicaments », employé en hindi), il n'y a d'autre appellation applicable au « pharmacien » que d'origine anglaise : l'étymologie du केमिस्ट *kemisṭ* ne fait absolument aucun doute. La colonisation britannique a de la même façon introduit un rival au nom hindi du « médecin », चिकित्सक *cikitsaka* (la « médecine » se dit logiquement चिकित्सा-शास्त्र *cikitsā-śāstra*), et à ses noms ourdous طبیب *tabīb* et حکیم *hakīm* dans le terme aujourd'hui extrêmement courant de डाक्टर *ḍākṭar* ڈاکٹر *ḍākṭar*. À côté de l'adjectif चिकित्सक *cikitsaka* (médical, médicinal), on trouve également de nos jours मेडिकल *meḍikal*.

11.6.2 Romani

En romani commune [163], la « pharmacie » se dit *drabakher*, le *kher* (cousin de l'hindoustani घर *ghar* گھر *ghar* par le sanskrit गृह *gṛha*) désignant la « maison » et le *drab* désignant le « médicament », le « philtre », la « drogue ».

En réalité, l'étymologie de *drab*, qui se trouve dans le द्रव्य *dravya* sanskrit, « ce vers quoi l'on court », le rattache à la substance du sacrifice védique, au destin. Certaines variantes dialectales tendent vers la prononciation *drap*, c'est le cas en manouche. De là dérivent également le verbe *drabakir* « guérir » mais aussi « dire la bonne aventure » et le nom *drabakiripe* (bonne aventure), ainsi que *drabarno* (guérisseur) et *drabarni* (guérisseuse, diseuse de bonne aventure).

On comprend que le lexique du « poison » soit tout à fait séparé du fait de cette origine : le *vish*, descendant du विष *viṣa* (poison, venin) sanskrit, n'en est qu'un exemple, car à ce sujet le dialecte kelderari parle de *puazono* ou de *velino* (emprunts au français et au roumain respectivement) tandis que le dialecte sinti-manouche emploie le mot *gifto* venu de l'allemand. C'est également le cas du lexique des stupéfiants, car *drab* a toujours un sens lié au « médicament », et c'est le mot *nesho* qui supporte le sens d'« opium », de « narcotique » — tout comme le hindi a conservé le नशा *naśā* sanskrit —, et son dérivé *neshlo* celui de « drogué ».

Quoi qu'il en soit, les origines étymologiquement et anthropologiquement anciennes du *drab*, où se confondent guérisseurs, médicaments et divination, contraste avec le nom manifestement plus récent de *doktor* liée à la médecine.

11.6.3 Sanskrit

Le mot sanskrit [50, 127, 171] औषध *auṣadh* correspond à un adjectif ou bien à un substantif. En tant qu'adjectif, on en trouve une occurrence dans le *Catapathabrāmaṇa*, (7.2.4.26) : il veut dire « composé de plantes ». L'usage en tant que substantif est majoritaire dans la littérature sanskrite. Il peut désigner une « herbe » ou, en tant que nom collectif, l'« ensemble des herbes », par exemple dans le *Khāndogjopanishad* (5.2.4). Marginalement, il a pu renvoyer à un « pot » ou à une « jardinière ».

Cependant, les grands textes épiques sanskrits l'utilisent avec le sens dérivé de « plante médicinale », de « remède à base de plantes », voire seulement de « remède, médicament ». Le *Rāmāyaṇa* donne ainsi la parole à Hanumān, adjuvant du héros Rāmā, lorsqu'il s'adresse à lui en parlant d'un autre adjuvant[52] :

> oint, celui-ci[53], [de] diverses odeurs[,] d'*auṣadhaiḥ* aussi suivant la règle

---

52. Intégralité du vers donné par [236, 4.025.006a] et [237, 4.026.006a] :स्नातो अयम् विविधैर् गन्धैर् औषधैः च यथा विधि *snāto ayam vividhair gandhair auṣadhaiḥ ca yathā vidhi.*

53. Il s'agit de l'adjuvant en question, Sugrīva, roi du royaume des singes de Kiṣkindhā.

De même, dans la *Bhagavadgītā*[54] le dieu Krishna, qui est le personnage principal de cette partie de l'épopée — c'est lui qui est qualifié de भगवद् *bhagavad* (bienheureux) —, parle au prince Arjuna[55], dont il s'est fait le cocher. Peu avant de révéler sa véritable forme divine *(viśvarūpa)* entre les chapitres 10 et 11, il s'adresse à lui ainsi[56] :

> Je[57] [suis] le sacrifice[58][,] je [suis] la dévotion[59][,] la règle[60] [c'est] moi[,] je [suis] l'*auṣadham*[61]
> le mantra [c'est] moi[,] je [suis] la graisse[62][,] je [suis] le feu[,] je [suis] le sacrifice[63]

---

54. Fraction la plus célèbre du *Mahābhārata*, immense poème épique de la mythologie hindoue narrant le combat pour un seul territoire de deux branches d'une même famille royale, celle des Pāṇḍava et celle des Kaurava. Elle aurait été composée entre le ve et le iie siècle av. J.C.

55. Il appartient au clan des Pāṇḍava.

56. Intégralité du seizième distique *(śloka)* du chant IX de la *Bhagavadgītā* [159, 06.031.016] : अहं क्रतुरहं यज्ञः स्वधाहमहमौषधम् | मन्त्रोऽहमहमेवाज्यमहमग्निरहं हुतम् *ahaṃ kratur ahaṃ yajñaḥ svadhāham aham auṣadham | muntro 'ham aham evājyam aham agnir ahaṃ hutam.*

57. On peut interpréter ce mot comme un pronom de majesté.

58. Le mot sanskrit क्रतुर् *kratur* peut être interprété comme « plan, désir, intention », comme « puissance, possibilité », comme « intelligence, compréhension, illumination », ou bien comme « sacrifice ». Le contexte sacrificiel donné par les autres mots fait que les traducteurs choisissent cette orientation pour rendre ce passage.

59. Ou bien encore « prière », « adoration » ou « sacrifice ».

60. Les sens possibles couvrent la « puissance », la « nature de l'univers matériel », l'« état », la « loi », la « nature ».

61. Il peut s'agir, vu le contexte, d'une plante utilisée dans un rituel sacrificiel.

62. Utilisée dans un sacrifice.

63. Il s'agit ici soit de la « chose sacrifiée » (« oblation », « libation » ou « victime »), soit du « destinataire du sacrifice ».

11.6.4 Autres langues indo-aryennes

On peut distinguer quatre influences en fonction de la manière de parler de la « pharmacie », deux historiquement liées à l'histoire ancienne de l'Asie du Sud et deux liées à l'influence occidentale.

La première est celle du lexique indo-aryen tel qu'on le trouve en sanskrit ou, par exemple, en népalais avec औबधि पसल *auṣadhi pasal*. La seconde est celle de la culture persane, qui rappelle la continuité historique entre les mondes indien et arabe. On dit ainsi par exemple दवा के दुकान *davā ke dukān* en bhodjpouri (دکان *dokkān* est le mot persan signifiant « magasin »).

Les troisième et quatrième sources sont beaucoup plus récentes. On trouve tout d'abord, assez accessoirement, des mots apparentés au lemme français *pharmacie*, tels que le ෆාමසිඨක් *fāmasiṬhak* cingalais. Toutefois, c'est le lexème anglais *chemist* qui a connu la plus grande diffusion : on le retrouve notamment en bengali avec কেমিস্ট *kemisṬ*, en goujarati avec કેમિસ્ટ *kemisṬ*, en hindi bien sûr avec केमिस्ट *kemisṭ*, en maïthili avec केमिस्ट कतए भेटि *kemisṭ katae bheṭi* et en marathi avec केमिस्ट *kemisṭ*.

11.7 Famille iranienne : persan

Le « médicament » persan [40, 41, 65, 92, 118, 158, 219] peut s'appeler درمان *darmān*, mais la langue persane telle qu'elle est parlée en République Islamique d'Iran dispose en plus de deux mots proches, دوا *davā* et دارو *dāru*, à partir desquels elle forme de nombreux dérivés.

11.7.1 Aperçu du lexique contemporain

Par simple combinaison avec خانه *xāne* (maison) elle construit par exemple deux noms de l'« officine de pharmacie » : داروخانه dāruxāne et دواخانه davāxāne. On parle également de دوافروشی davāforūši ; celui qui y travaille étant le دوافروش davāforūš (pharmacien), littéralement *« vendeur de davā » puisque le verbe فروختن foruxtan veut dire « vendre ». Le « pharmacien » peut encore être nommé دواساز davāsāz, du verbe ساختن sāxtan (faire, fabriquer, construire, composer), et son « art » دواسازی davāsāzi, دواشناسی davāšenāsi (littéralement : *« connaissance [du] davā »), داروسازی dārusāzi (pharmacie, science des médicaments) ou bien داروشناسی dārušenāsi (pharmacie, pharmacologie), quoique le داروشناس dārušenās soit plutôt un « pharmacologue ».

On désigne par ailleurs parfois l'« art de la pharmacie » par le nom de قرابادین qarābādin, qui dénote aussi un « livre de pharmacie », une « pharmacopée », qui se dit aussi directement کتاب دواشناسی ketāb-e davāsāzi (littéralement : *« livre de davāsāzi »). On trouve pour le même signifié une troisième appellation, مخزن الادویه maxzan āl-adviye, dont le sens a dérivé depuis son origine arabe. En effet, le mot arabe مَخْزَن mahzan, dont le pluriel مَخَازِن mahāzin est transparent pour les francophones, signifie « magasin, dépôt, entrepôt, échoppe » (littéralement, le « lieu de l'action خَزَنَ hazana », qui signifie « accumuler, stocker, celer ») ; quant à l'autre partie, ادویه adviye, elle se réfère soit à une « épice », soit à un « remède », sens qu'elle a conservé de l'arabe أَدْوِيَة adwiyat, lui-même pluriel de دَوَاء dawā'. Ainsi, c'est en quelque sorte une autre forme de دوا davā que l'on trouve dans علم ادویه 'elm-e adviye (enseignement de la pharmacie), dont داروشناسی dārušenāsi peut être synonyme de par son sens littéral de *« connaissance du dāru ».

Les « plantes médicinales » ne sont pas nommées à l'aide d'une racine directement liée au « médicament » puisqu'on parle de نباتات طبی *nabātāt-e tebbi* (littéralement : *« plante médicale ») et que طب *tebb*, emprunté à l'arabe (طِبّ *ṭibb*), désigne la « médecine ». En revanche, si le mot arabe de même racine est également passé en persan sous la forme طبیب *tabīb*, le « médecin » est plutôt appelé حکیم *hakim* (aussi d'origine arabe) ou پزشک *pezešk* (nom d'origine persane). On peut trouver le lexème دکتر *doktor* (évidemment d'origine européenne), mais, comme en français, ce mot se réfère par ailleurs à un grade universitaire et on parle donc officiellement de دکتر در (علم) طب *doktor dar ('elm-e) tebb* (docteur dans la science du *tebb*) ou de دکتر در (علم) پزشکی *doktor dar ('elm-e) pezeški* (docteur dans la science du *pezeški*). Le terme حکمت *hekmat* est encore un emprunt à l'arabe ; il désigne toute « science » mais en particulier la « médecine » et la « philosophie » et donne le verbe حکمت کردن *hekmat kardan* (faire, exercer la médecine, établir un diagnostic, prescrire des remèdes)

11.7.2 Diachronie

Le fait qu'à l'origine دوا *davā*, دارو *dāru* et درمان *darmān* aient recouvert des réalités quelque peu différentes est plus palpable lorsque l'on analyse l'étymologie de ces termes.

Le premier d'entre ces vocables, دوا *davā*, est importé de l'arabe. De fait, on n'en trouve pas de trace avant le persan moderne, c'est-à-dire avant que cette région du monde s'étendant approximativement du Kurdistan à l'Asie centrale n'adopte avec l'islamisation un alphabet arabe modifié, qui perdure depuis les dix à douze derniers siècles jusque aujourd'hui. On se réfèrera pour son étymologie à la sous-section 6.2.3, toutefois on peut noter ici un fait remarquable : le persan a emprunté le pluriel ادویه *adviye* comme pluriel du mot دوا *davā*, mais une séparation s'est opérée. Si le singulier désigne en effet un « médicament » ou bien plus généralement un « remède » (ainsi que, dans une acception argotique, une « boisson alcoolisée »), le sens d'« épices » est limité au pluriel. Employé couramment dans un sens singulier « une épice », ادویه *adviye* a donné lieu à la formation d'un pluriel ادویه‌جات *adviye-jāt* (épices) considéré comme incorrect il y a un peu moins d'un siècle.

En ce qui concerne les deux autres lexèmes, ils sont d'origine persane. Le درمان *darmān* se retrouve en moyen-persan avcc le * *dlm'n* *drm'n*. Il avait déjà alors le sens de « remède ». Quant au دارو *dāru* actuel, il correspond en moyen-persan au *d'lwk* * *d'rwk*, interprété comme *dārūg* avec le sens de « médication », de « médicament » ou de « poudre à canon ».

11.7.3 Comparaison des champs sémantiques

Dans ce qui pourrait encore relever du φάρμακον *phármakon* grec, si les plantes médicinales, le « parfum » عطریات *ʿatriyyāt* vendu, avec les épices, drogues voire légumes, chez le عطار *ʿattār*, ou la « préparation pharmaceutique sous forme de bouillie » معجون *maʿjun* par exemple ne sont, originellement du moins, pas couverts par les principales racines du vocabulaire fondamental de la pharmacie, au contraire de la « poudre à canon », que dénotent le simple دارو *dāru* comme le plus précis داروی بندق *dāru-ye bunduq*, c'est que ces racines principales sont associées à la « forme pulvérulente » du produit considéré. Ceci explique également qu' ادویه *adviye* se soit étendu aux « épices », qui peuvent être appelées داروی گرم *dāru-ye garm* (*« دارو *dāru* chaud » littéralement).

Si درمان کردن *darmān kardan* signifie « soigner, guérir », دواکردن *davā kardan* veut dire « traiter par un médicament, essayer un traitement ». بی دوا *bi davā*, parfois (particulièrement dans des textes plus anciens) écrit en un seul mot, signifie « irrémédiable » comme le laisse deviner sa construction qui donne littéralement : *« sans دوا *davā* ». En revanche, درد بی درمان *dard bi darmān* (*« souffrance sans *darmān* », c'est-à-dire « maladie incurable, problème insoluble » n'est pas tant utilisé pour son sens propre mais davantage comme un juron.

On note de plus que le lexique persan du « poison », représenté principalement par زهر *zahr* (𐭦𐭤𐭫 *z'hl*, 𐮓𐮃𐮁 *zhr*) et سم *sam* (poison, venin), est complètement séparé, soit que les radicaux fondamentaux du lexique de la pharmacie impliquent une restriction concernant l'usage des substances en question, soit que l'idée du « poison » — en particulier lorsqu'elle est ainsi systématiquement mêlée au « venin d'un animal » ou au principe toxique d'une « plante vénéneuse » — n'ait aucun rapport avec les « poudres ». On remarque au passage l'emprunt par le français, sous la forme de *bézoard* passée par l'arabe بَازَهْر *bāzahr*, du moyen-persan *𐭯𐭠𐭣𐭦𐭤𐭫 **p'tzhl*, *𐮎𐮀𐮅𐮓𐮃𐮁 **p'tzhr*, qui donne aujourd'hui پادزهر *pādzahr* (« antidote », littéralement *« protection [contre le] *zahr* »).

11.8 Familles italique et romane

11.8.1 Du latin au français

Aujourd'hui, le vocabulaire fondamental de la pharmacie en français [77, 150, 185, 186, 231] connaît deux grandes familles de mots : la famille grecque de *pharmacie* et la famille latine de *médicament*, évidemment liée à *médecine*. On emploie également la famille, d'origine latine, du mot *officine*. Chacun sait que le mot *apothicaire* a été remplacé par celui de *pharmacien*, mais on se préoccupe en général assez peu de savoir comment le lexique de la pharmacie a évolué jusqu'à son état actuel en français.

11.8.1.1 Origines latines

La famille dérivée de φάρμακον *phármakon* en grec ancien n'était pas utilisée en latin : on n'en trouve que de rares occurrences dans le corpus classique. À côté d'un unique *pharmăceutĭcus* dérivé de φαρμακευτικός *pharmakeutikós*, on a des traces de l'emploi du mot *pharmăcŏpōla*, emprunté au grec ancien φαρμακοπώλης *pharmakopṓlēs*, par exemple chez Horace[64], et qui connoterait le charlatanisme, ainsi que du mot *pharmăcus*[65], transposé de φαρμακός *pharmakós* et désignant un « empoisonneur ». Le latin utilise surtout les mots qui ont donné à notre époque *médicament* : l'« art pharmaceutique » était la *mĕdĭcāmentārĭa (ars)* évoquée par Pline le Jeune[66] ; elle était exercée par un *mĕdĭcāmentārĭus* ; et un « médicament » se disait *mĕdĭcāmen* ou bien *mĕdĭcāmentum*, parfois *mĕdĭcātĭo*.

On peut remarquer que les trois mots *mĕdĭcāmen, medicamentum* et *mĕdĭcātĭo* n'ont pas les mêmes connotations. Exactement de la même façon que φάρμακον *pármakon* en

64. [6, v. 1.2.1].
65. [10, paragraphe 107 p. 220].
66. [14, 7.56.57 paragraphe 196].

grec, le *mĕdĭcāmen* peut être « médicament », « remède », « antidote », « poison »[67], « teinture »[68] ou d'une manière plus générale encore tout « moyen artificiel d'améliorer une chose »[69]. Le *mĕdĭcāmentum* en revanche ne prend ces sens, comme celui d'« assaisonnement »[70], que dans la langue littéraire ; sinon, il a plutôt un sens positif qui peut se rattacher à l'« embellissement »[71] voire d'« enchantement »[72]. Enfin, la *mĕdĭcātĭo* a exclusivement le sens de « traitement », qui peut être étendu à un contexte agricole, puisque c'est ainsi que Columelle qualifie l'aspersion de jus de légumes sur les lentilles pour les protéger de l'attaque de parasites[73].

La pharmacie partage presque complètement le lexique de la médecine, déjà appelée *(ars) mĕdĭcīna* et exercée par le *mĕdĭcus* (ou le *mĕdĭcātŏr* postclassique), et ne semble être influencée, du moins pour le vocabulaire le plus commun, que dans des contextes péjoratifs par la langue de la culture dominante sous l'Empire romain, le grec. S'il est possible d'opposer ponctuellement à cela, en médecine, l'appellation prestigieuse d'*archĭāter*, c'est-à-dire de « premier médecin », de « médecin en chef », d'origine grecque, et qui correspond à la fonction d'*archĭātrĭa*, il faut comprendre que le monde romain ne fait pas une grande distinction entre celui que nous appelons *pharmacien* et celui que nous appelons *médecin* : la différence majeure tient peut-être même au fait que le premier soit plutôt itinérant tandis que le second opère dans sa *mĕdĭcīna*. Partant de là, il n'y a aucune difficulté à concevoir que les préparations et les remèdes soient

67. [18, 12.67], par exemple.
68. [8, v. 3.238], par exemple, ou [9, v. 3.205] dans un sens de « cosmétique ».
69. [3, 7.8], par exemple.
70. [3, 12.20].
71. [2, 23.79].
72. [14, 28.9.37 paragraphe 142].
73. [3, 2.10.16].

qualifiés des adjectifs *mĕdĭcus* et *mĕdĭcīnālis* puisqu'ils sont perçus dans le même effort thérapeutique.

Avec *mĕdĭcābĭlis* (curable, curatif), *mĕdĭcābŭlum* (« endroit sain » après l'épo-que classique), *mĕdĭcāmentōsus* (curatif, médicinal), *mĕdĭco* (traiter), *mĕdĭcōsus* (qui soigne), la déesse des soins *Mĕdĭtrīna*[74], cette famille se rattache à *mĕdĕor* (donner des soins) — donc au proto-italique **medēōr* et à la racine proto-indo-européenne **med-* exprimant l'idée de « prendre avec autorité des mesures d'or-dre », d'où « conseiller, soigner » —, qui est spécialisé dans la langue médicale avec le sens de « porter remède à quelqu'un », aussi loin que les traces permettent de remonter. En dérivent *mĕdens* (médecin) et *mĕdēla* (remède) en latin archaïque, remplacé en latin classique par *rĕmĕdĭum*, de la même famille. Les mots apparentés dérivent ensuite soit de *rĕmĕdĭum*, soit de *mĕdĭcus*. Ceux de cette dernière branche présentent tous potentiellement l'ambivalence remède-poison.

Il en est de même du *vĕnēnum*, d'une famille différente, qui désigne toute chose, en particulier tout liquide, qui affecte ou altère significativement la condition du corps : « poison », « venin », « substance toxique » (sens les plus communs en latin classique), voire « destruction, ruine »[75], mais aussi, avec un sens positif et poétique « teinture, peinture »[76], « substance utilisée pour l'embaumement »[77], dans la langue littéraire « philtre, potion magique »[78], « charme », « séduction »[79], et dans un sens archaïque « jus », « drogue », avec la précision, obsolète à l'époque classique, de *vĕnēnum*

74. Qui est célébrée, d'après Varron [21, 6.3.10], lors du festival des *Mĕdĭtrīnālĭa*, le 11 octobre.

75. [20, 3.67.6].

76. [22, v. 2.465].

77. [8, v. 8.691].

78. [13, v. 3.2.81].

79. [23, v. 1.688].

mălum[80] (*venenum* maléfique). Cette famille illustrée également par *vĕnēficĭum* (confection d'un poison, empoisonnement) ou bien sûr en bas latin par *vĕnēnōsus* (vénéneux), proviendrait d'un dérivé **venes-nom*, « philtre d'amour » (d'où « poison »), de la racine indo-européenne **wen-* (désirer) qui a donné par ailleurs *Vénus*, *vénérien* ou *vénérer*.

Nous n'avons pas trouvé d'appellation pour le « lieu de préparation ou de vente des médicaments », puisque l'endroit désigné par le nom de *mĕdĭcīna* concerne proprement la *« boutique » d'un *mĕdĭcus*, « médecin » ou « chirurgien ». La préparation de remèdes, inévitablement liée au charlatanisme, était également le fait de marchands ambulants. Cicéron exploite avec beaucoup d'ironie, et illustre admirablement, la méfiance que peuvent inspirer ces apothicaires itinérants dans l'un de ses plaidoyers ; s'il vise à discréditer la partie du personnage appelé Oppianicus et qu'il ne s'agit donc pas nécessairement d'un point de vue répandu concernant les professions médicales, ce passage est néanmoins révélateur de la réalité de l'apothicairerie à cette époque ; le passage (Annexe B.7, p. 253) peut être traduit littéralement ainsi :

> Quoi ? ta grand-mère, Oppianicus, Dinéa, dont tu es l'héritier, ton père ne [l']a-t-il pas évidemment tuée ? Comme il lui avait amené son fameux[81] *médecin*, déjà connu et souvent victorieux, par qui il a tué bien des gens, la femme s'écrie [qu']elle ne veut en aucun cas être soignée par celui-ci, [lui] par qui, soignant,

80. [15, 11.3], ou [1, 54.148] dans une formule légale : *qui venenum malum fecit fecerit* (qui[conque] a préparé [ou] aura préparé [un] *venenum* mauvais [un poison]).

81. L'emploi de *illum* peut être interprété comme mélioratif : *« ce grand médecin ». Il s'agit bien évidemment d'ironie dans le contexte de cette plaidoirie.

> il/elle[82] avait perdu tous les siens. Alors tout à coup il approche quelqu'un d'Ancône, L[ucius] Clodius, un *pharmacopole[83] ambulant*, qui par hasard était venu alors à Larinum, et s'arrange avec lui, pour quatre-cents sesterces, ce qui est alors démontré par ses propres registres. L[ucius] Clodius, qui est pressé, à qui [il] reste de nombreux marchés [à visiter], aussitôt qu'il fut introduit, a accompli l'affaire ; par la première potion il a emporté la femme, et il n'est ensuite pas resté à Larinum un instant [de plus].

En dehors de la famille dérivée de la racine indo-européenne **med-*, qui occupe la majeure partie du vocabulaire de la pharmacie en latin, on peut signaler que le sens très général de *rĕmĕdĭum* le rapproche au figuré de l'*auxĭlĭum*, et que le vocabulaire de l'« état de santé » (*vălētūdo*) dépend d'une autre racine ; ainsi *vălētūdĭnārĭus*, qui donne en français le très rare *valétudinaire*[84], désigne-t-il une « personne souvent sujette à la maladie, à la santé fragile »[85], voire un « invalide » ou un « infirme », et *vălētūdĭnārĭum*, l'équivalent d'un « hôpital »[86] ou d'une « infirmerie ».

11.8.1.2 Formation du français

À la fin de l'Antiquité, à partir du Ier siècle av. J.-C, les populations gauloises doivent adopter le latin de l'envahisseur romain. Cependant, la domination romaine s'affaiblit

82. Le latin permet les deux interprétations : *« la femme a dû subir la perte des siens » et *« le père d'Oppianicus a ourdi la perte des siens ».

83. Plusieurs traduction en français ou en anglais proposent ou connotent « charlatan ».

84. Voir [196, chap. 6], pour un exemple plein d'humour.

85. [16, 1.11.6].

86. [17, 27.1].

lors des grandes invasions barbares qui créent un superstrat linguistique germanique et les modifications phonétiques amorcées au Ier siècle ap. J.-C. s'accentuent fortement. Au IXe siècle[87], il s'agit déjà d'un français primitif. L'évolution médiévale du roman montre une divergence, évidente pour les contemporains du XIIIe siècle, entre les dialectes d'oc au sud de la France et les dialectes d'oïl au nord, soumis à une plus forte influence germanique, qui donnent naissance au français. Si les transformations du vocabulaire fondamental de la pharmacie ne sont pas révolutionnaires au cours de cette première période, le mouvement général de constitution, puis d'effondrement de la féodalité organise en France l'exercice de la pharmacie au sein d'une corporation, c'est-à-dire d'un corps de métier institutionnalisé.

Le vocabulaire fondamental de la pharmacie suit une évolution relativement linéaire durant toute cette période de formation du français au Moyen-Âge, dans le sens où les mots utilisés en latin, peu à peu transformés par les changements phonétiques, restent employés. Ainsi, au travers d'une multitude de variations dialectales et orthographiques, la *mĕdĭcīna* est devenue la *mecine* de la langue populaire du XIe siècle. Au siècle suivant on atteste son emploi dans le sens de « remède » (simultanément à celui du mot même de *remède*, descendant du *rĕmĕdĭum* latin de la même manière que le bas-latin *rĕmĕdĭāre* donne au XIIIe siècle le verbe *remédier*). On n'observe ainsi pas le sens d'« art médical », qui émerge pour ce mot-là au XIVe siècle et que le dictionnaire de Godefroy — qu'il convient de manier avec précaution du fait de sa richesse en mots-fantômes[88] — prétend cou-

87. On retient généralement l'exemple des transformations morphologiques et syntaxiques observées dans les Serments de Strasbourg entre Louis le Germanique et Charles le Chauve.

88. Mots provenant d'une erreur lexicographique, indexés avec une graphie ou un sens qu'ils n'avaient pas, voire qui n'existaient pas du

vrir par des mots tels que *mirerie* ou *mirgie*, liés en ancien français aux descendants respectivement populaire et demi-savant *miège* et *mire* du *mĕdĭcus* latin. Le fait que *médicinal* élimine au XIIe siècle son concurrent ancien français *mecinal* (populaire, c'est-à-dire issu d'une évolution phonétique linéaire de la langue à partir de *mĕdĭcīnālis*) témoigne du foisonnement, de l'évolution buissonnante du lexique français à cette époque.

Si le terme de *pharmăcŏpōla* a définitivement disparu à la fin de l'Antiquité, il est évident que le commerce ambulant de remèdes a perduré. Une version sédentarisée s'en est cependant développée au travers des marchands à la tête d'une échoppe. Du grec ancien ἀποθήκη *apothḗkē* provenant lui-même du verbe ἀποτίθημι *apotíthēmi*, c'est-à-dire « placer » (τίθημι *títhēmi*) « à part » (ἀπό *apó*) dérive l'*ăpŏthēca* (entrepôt, magasin, cellier, cave), puis au Moyen-Âge l'*ăpŏthēcārĭus* qui la tient. L'*apothicaire*, avec un *i* emprunté au mot *boutique*, qui est le descendant populaire de la même *ăpŏthēca*, apparaît au XIIe siècle, par une formation demi-savante, donc, qui rappelle le lien entre l'activité pharmaceutique de l'époque avec l'idée de « magasin ».

Avec l'organisation des métiers déterminée par l'urbanisation qui s'accélère à partir du XIe siècle, le concept de l'« atelier » se répand, mais le mot *atelier*, qui apparaît au XIVe siècle, est lié au travail du bois exclusivement. Le « lieu où s'élabore le produit destiné à la vente », qui est le même que celui où on la vend habituellement, dans le magasin (hors du marché ou de la foire), est à partir du XIIe siècle l'*officine*. L'*offĭcīna* est dérivée par contraction de l'*ŏpĭfĭcīna* (atelier, fabrique), c'est-à-dire le lieu où travaille l'*ŏpĭfex* (celui qui fait un ouvrage). Cette famille se rattache à une racine indo-européenne **op-* désignant une « activité productrice ». Il s'agit pour *officine* d'une forma-

---

tout.

tion presque savante car empruntée à la famille d'**ops, ŏpis* (abondance, ressources, force, aide), que le dérivé populaire *œuvre* rattache clairement à une « activité de confection, de préparation » dans le cas des médicaments.

On peut se faire une idée des transformations du vocabulaire fondamental de la pharmacie en se penchant sur celui qui est utilisé par exemple dans l'œuvre *Lancelot ou le Chevalier de la charette* de Chrétien de Troyes, auteur du XIIe siècle qui, par de tels romans courtois, a donné à la langue française un rayonnement sans précédent.

Nous donnons ci-après cinq brefs passages d'après le texte établi dans une édition récente [68], où figurent des termes relatifs à la santé, mis en italiques pour les besoins de ce travail. À une traduction en français moderne, qui nous éloignerait du texte original en ancien français (donné à gauche), nous préférons une retranscription dans l'orthographe actuelle (donnée à droite) assortie de notes éclairant le sens du texte (en bas de page). On observe la forme ancienne et le sens différents de mots toujours usités de nos jours (*soigner* ou *guérison* par exemple), quelques formes galéniques génériques (*onguent*, *emplâtre*), des vocables disparus (*mire*, *haitié*), ainsi qu'un large choix de mots signifiant « en bonne santé » (*sain*, *guéri*, *haitié*).

Premier passage (v. 3355 à 3357) :

mes il vos covient sejorner[89]
et voz plaies feire *sener*[90]
tant[91] qu'eles soient bien *garies*.

Deuxième passage (v. 4028 à 4043) :

89. Construction similaire aux propositions infinitives que l'on trouve en anglais ou en grec ancien, par exemple : « il convient que vous vous reposiez ».

90. « Soigner ».

91. « Jusqu'à ce que ».

{An}contre un bien qu'il me feisoit,
Melïaganz[92] de l'autre part,
ses[93] filz qui plains est de mal art,
par traïson[,] a lui mandoit
les *mires*[94], [celui-]si lor comandoit
que sor mes plaies me meïssent
tex *oignemanz*[95] qui m'oc[c]eïssent.
Ensi pere [j']avoie et parrastre :
que quant li rois un boen *anplastre*
me feisoit sor mes plaies met[t]re,
qui[96] molt se volsist antremetre[97]
[pour] que j'eüsse to[u]t[e] *garison*,
et ses[98] fils par sa traïson
le m'an feisoit to{s}t remüer,
por ce qu'il me voloit tüer,
et met[t]re un malvés *oignemant*[99].

Troisième passage (v. 4410 à 4413) :

novele que il ot molt chiere[100]
l[u]i fut de Lancelot contee —
[celui-]se l'a volantiers esco[u]tee —

92. Opposant de l'histoire, contre-pied vaniteux et impie de l'idéal courtois, il enlève et séquestre la reine Guenièvre, qui sera délivrée par Lancelot.

93. « Son ». Il est question du roi de Gorre, Baudemagus, père de Méléagant et adjuvant du héros.

94. Il s'agit d'un vocable parallèle à *médecin* mais de formation populaire.

95. « Tels onguents ».

96. Il s'agit toujours de Baudemagus.

97. C'est-à-dire « qui moult voulût intervenir ».

98. « Son ».

99. « Mauvais onguent ».

100. « Nouvelle qu'il [le roi Baudemagus] ouït moult chère ».

qu'il vit et vient *sains* et *heitiez*[101].

Quatrième passage (v. 6680 à 6682) :

« Amie[102], » fet il, « seulemant
a Deu et a vos rant merciz[103]
de ce que *sains* [je] sui et *gariz*. [...] »

Cinquième passage (v. 6807 à 6810) :

Ja set li rois, ja sevent tuit[104]
que Lanceloz, cui qu'il enuit[105],
qui tel piece a esté gaitiez,[106]
est venuz toz[107] *sains* et *haitiez*[108].

11.8.1.3 Depuis la Renaissance

La fin du XVe siècle et tout le XVIe siècle sont dans un second temps marqués par une intense réflexion sur la langue française. Langue officielle à partir de l'ordonnance de Villers-Cotterêts[109], elle se répand au détriment du latin dans le monde de la santé : en chirurgie avec Ambroise

101. Terme qui a disparu du lexique en français moderne et qui signifie « en bonne santé ».

102. Lancelot s'adresse ici à la reine Guenièvre.

103. « à Dieu et à vous [je] rends merci ».

104. « Déjà sait le roi, déjà savent tous ».

105. Comprendre : « quoique cela en ennuie certains ».

106. « Qui tant a été [attendu] ».

107. « Tout ».

108. Autre orthographe de *heitiez*.

109. Prise par François Ier autour du 10 août 1539, présentée au Parlement de Paris le 19 août 1539 et enregistrée par celui-ci le 6 septembre 1539, ce texte ne fait en vérité qu'entériner juridiquement la déliquescence de l'usage du latin [98]. Le document [100] (`ark :/12148/btv1b8609556f`) de la BnF [102] donne de l'art. 111, au recto du folio 11, la version suivante : « Et Pource que telles chofes font fouuentesfois aduenues fur lintelligence des motz latins contenuz efdictz arreftz Nous voulons dorefnauãt tous // arreftz enfemble toutes

Paré, en médecine dans certains domaines (hygiène, lèpre, peste) et malgré l'opposition de la Faculté, et en pharmacie — où le latin était déjà assez peu employé, puisque l'apothicairerie relevait de la même corporation que l'épicerie — avec Symphorien Champier (1472-1539), que suivent les manuels d'herboristerie tels que celui de Dusseau [89]. Le foisonnement des néologismes et les possibilités d'emprunts à d'autres langues influencent le vocabulaire général, depuis l'italien, l'espagnol, le grec et le latin.

Le vocabulaire fondamental de la pharmacie est en réalité complètement remodelé par l'afflux de termes d'origine grecque, dont la carrière se poursuit au moins jusqu'à notre époque, puisqu'il s'agit principalement de la multiplication et de la diffusion des termes de la famille de *pharmacie*. Dès le XIVe siècle en réalité, ce terme fait une entrée certes peu glorieuse dans le lexique français avec le sens de « laxatif » : il est emprunté au grec ancien φαρμακεία *pharmakeía* (voir sous-section 11.5.2, p. 113) par le latin de l'époque avec son sens originel d'« emploi de médicaments, en particulier purgatifs ». C'est à la même époque que *médecine* prend le sens d'« art médical », on l'a vu, et qu'apparaît le mot demi-savant *médecin*, qui remplace ensuite peu à peu le *mège* ou le *mire*. On n'atteste le sens moderne du vocable *pharmacie* dans la langue française qu'au XVIIe siècle, en même temps qu'émerge le *pharmacien*. Entre-temps, *pharmaceutique* (concernant la préparation ou l'administration des médicaments) et *pharmacopée* (le suffixe, apparenté à *poète*, impliquant l'idée de « création ») ont fait leur apparition dès le siècle précédent. On peut remarquer au passage que, si

autres procedures ſoient de noz cours ſouveraines ou au//tres ſubalternes et inferieures / ſoient des regiſtres / enqueſtes / contractz / cõmiſ=//ſions / ſentences / teſtamens et autres quelzconques actes et exploictz de iuſtice / // ou qui en dependent ſoient prononcez / enregiſtrez et deliurez aux parties en lan=//gage maternel francois / et non autrement. »

les mots se sont relativement peu transformés au cours des siècles, les tournures et les expressions dans lesquelles ils entrent vieillissent bien plus rapidement comme le montre le petit nombre de générations qui séparent le francophone contemporain de la plume de Proust, sous laquelle on lit [193, p. 64] : « Le médecin de Balbec [...] ayant [...] rédigé à mon usage quelques ordonnances pharmaceutiques »...

Le XVIIe siècle s'illustre par une recherche de l'épuration et une démarche de codification qui aboutissent à la *langue classique*. Le siècle suivant accompagne les Lumières et les avancées de la physique d'un enrichissement sans précédent du vocabulaire technique. Malgré l'idéal des contemporains (d'Alembert notamment) d'un latin modernisé, le vocabulaire scientifique international émerge principalement du grec, des emprunts étrangers et de mélanges. C'est à cette époque que se répandent notamment les suffixes *-métrie*, *-logie*, *-logue* et *-logiste*, extrêmement féconds, comme on peut le constater aujourd'hui, particulièrement dans le domaine de la santé. C'est à cette époque encore que le français perd de son influence en Europe, face par exemple au prestige de l'éducation anglaise, tandis qu'avec la colonisation il s'exporte sur tous les continents.

Il faut signaler que la *pharmacologie* apparaît au cours de ce XVIIIe siècle, que *pharmacothérapie* se répand seulement au XXe siècle et qu'*officine*, qui a jusqu'au XIXe siècle le sens de « laboratoire », ne s'est donc spécialisé dans le domaine de la pharmacie que très récemment.

Le locuteur du français actuel ignore souvent l'importance des variations dialectales qui ont pu s'observer avant le premier brassage des populations de France qu'a entraîné la Première Guerre mondiale. La langue classique qui s'est élaborée en région parisienne dans les classes sociales élevées a répandu le terme *pharmacie* sur tout le territoire *« francophone » postérieurement à la distinction entre langues d'oïl et langues d'oc. On trouvait ainsi sur presque tout le territoire métropolitain des formes identiques ou proches de *pharmacie* ou *farmacie*. Les formes du type *pharmacerie* s'observent dans le Champenois, le Nord, la Picardie, mais également le Poitevin et la Saintonge. Les formes apparentées à *farmacia* se rencontrent principalement au sud de la Loire, en terres de langue d'oc, donc. On observe aussi parfois le phénomène de métathèse[110], qui donne des dérivés tels que *phromacie* ou *framacie* respectivement en normand et en vaudois (en Suisse).

11.8.2 Autres langues romanes : langues d'oc

Le vocabulaire fondamental de la pharmacie suffit à montrer à quel point l'occitan [36, 168, 184] partage l'histoire du français, car d'un substrat latin commun, il a suivi une évolution similaire, mais avec davantage de linéarité. Ainsi, les étymons latins se sont transformés souvent sans interruption ni substitution jusqu'à leur forme actuelle.

De la *farmacìo* (pharmacie) qui correspond à *farmacia* en catalan, en espagnol et en italien, à *pharmacia* en portugais et en latin, la région de Marseille a dérivé l'emploi de *farmacien*, le Rouergue celui de *fourmaciéu* et la plupart des langues d'oc celui de *farmacian*. Mais, contrairement à ce qui s'observe en français aujourd'hui, les cousins du mot *apothicaire* foisonnent : *abouticàri* ou *apouticàri*, *bouticaire*, *bouticàri* en marseillais, *pouticàri* en niçois, *apoutingaire* en languedocien, *apouticaire* en dauphinois, *pouticaire* en gascon, tous correspondent aux termes *abotiquari*, *apotecari*, *ipoticari*, *ipotecari* ou *ipoticaire* trouvés en vieux-provençal et à *apotecari* en catalan, *boticario* en castillan.

110. Permutation, ici de phonèmes, pareille à celle qui dérive à partir du XIIe siècle *fromage* du latin *formāticus*.

En outre, la famille grecque issue du l'emprunt latin *apotheca* se montre beaucoup plus productive dans la partie méridonale de l'Europe que dans la langue française actuelle. À côté des nombreuses variantes de la *poutingo*[111] (drogue médicinale, médicament, médecine), qui a une connotation négative de « fausseté » et de « sophistication » au point de pouvoir servir à désigner un « mauvais ragoût » voire un « vin frelaté », on trouve des verbes tels que *poutinga* (droguer, médicamenter ; tripoter, mal arranger, bousiller ; frelater ; trafiquer clandestinement) et *se poutinga* (prendre des médicaments sans nécessité), des noms tels que *poutèco* (personne toujours malade, infirme, impotente), *poutego* (mauvais vin) ou *poutinganço* (drogues, odeur de pharmacie), des adjectifs et des participes comme *poutingous* (cacochyme, valétudinaire) et *poutinga* (drogué). L'évidente connotation négative a parfois donné des glissements étonnants : ainsi *poutingoun* signifie-t-il « mauvais apothicaire » mais aussi « rebouteux », et *poutitè* à la fois « potion pharmaceutique, médicament dégoûtant », « marmelade, compote » et, avec une nuance injurieuse, « femme toujours malade ».

Les mots issus de la famille latine en *med-* se transposent au contraire parfaitement du français actuel aux langues d'oc et présentent donc pour nous peu d'intérêt.

On peut remarquer que les dérivés de la *drogo* (drogue) et des verbes *drouga* et *drougueja* (droguer, médicamenter, frelater) sont associés à l'idée de « frelatage » : une *drougaio* (une *drougalho* en languedocien) désigne une « chose de mauvaise qualité », la « camelote » ; le *drougage* (*drougàgi* en marseillais) est le « frelatage » lui-même ; un *drougaire*,

111. On mesure combien notre aperçu des états antérieurs de la langue française est partiel et cloisonné, combien il correspond peut-être peu à une mosaïque de dialectes où les termes circulaient sans cesse, lorsqu'on lit sous la plume de Rabelais [198, chap. 7] l'invention des *Potingues des evesques potatifs* comme titre d'un ouvrage imaginaire.

un *drouguejaire*, un *drougarello*, un *drougairis*, un *drougairo*, tous ces mots désignent un « frelateur », et *drougant* s'étend même au sens de « voleur, truand ». Toutefois, le sens de *drouguistarié* (*drouguistariè* en languedocien) et du nom de celui qui la tient, le *drouguisto* (comme *droguista* en portugais), qui peut être celui d'« épicerie » au-delà de la « droguerie », rappelle l'intrication de l'histoire de la pharmacie avec l'épicerie.

Il y a cependant une famille originale, que l'on ne trouve pas en français dans le vocabulaire fondamental de la pharmacie : le vocable latin *cadus* a en effet donné *gadou*, qui désigne un « pot », un « vase en terre pourvu d'une anse et dans lequel on porte du vin » ; de ce sens premier, lié à la boisson, dérive celui de « médicamenter » avec le verbe *gadouna*, du fait, évidemment, de l'association métonymique du contenant avec le contenu, qui est une capacité d'environ deux pintes d'alcool initialement, mais possiblement une teinture de végétaux : le Dauphiné désigne un « mets d'herbes hachées et accommodées » par l'équivalent *gadoun*.

D'une manière analogue, le « remède » peut par ailleurs être nommé par le procédé qui permettait de l'obtenir, traditionnellement, à savoir le « mélange », la « mixtion » : on a donc par exemple *mistioun*, *mestioun* en dauphinois, *mistien* en marseillais, *mistiéu* en languedocien et en gascon, *merti* en limousin, etc.

Un autre usage particulier est illustré par la famille apparentée à « guérir » en français. Le mot bas-latin (et italien) *guarire* a donné en catalan *guarir*, que l'on trouve en vieux-provençal aux côtés de formes telles que *guerir* ou *garezir* et qui a évolué par la suite en *gari* (gascon : *gouari*, languedocien : *gueri*, rouergat : *gri*. Ces verbes ont les même sens qu'en français, c'est-à-dire à la fois celui, actif, de « rendre la santé », et celui, passif, de « la recouvrer » ; cependant, la signification s'en étend aussi au fait de « désabuser », de « détromper ». De tout cela, les langues romanes de la Méditerranée ont tiré des substantifs désignant la « guérison » (également appelée par des noms proches du français tels que *garisoun*) et par métalepse le moyen d'y parvenir, le « remède » : il s'agit du *garimen*, qu'on trouve déjà en roman[112], parallèle du catalan *guariment* et de l'italien *guarimento*.

Signalons encore comme une anecdote le glissement vers le sens d'« apothicaire » du mot *fricassié* (gargotier), et le mot *enfecimen* (corruption, puanteur, poison), déjà attesté en roman, qui, parce qu'il provient du verbe *enfeci* (infester, empoisonner, empuantir), rattache l'idée de « poison » au vocabulaire médical, mais par une voie originale, celle de l'« infestation » (l'équivalent de notre *infection*, qui est le mot *enfecioun*, est distinct).

11.9 Autres langues indo-européennes

11.9.1 Albanais

Le mot albanais [81, 179] *ilaç* (médicament) était emprunté au turc ottoman *ilaç*, lui-même venu de l'arabe عِلَاج *ʿilāǧ* (sous-section 6.2.3). Mais, de nos jours, il tend à être remplacé par *barna* (médicament), originellement lié à la forme plurielle (*barëra* ou *barëna*) de *bar* (herbe, médicament). On rattache ce terme à une forme proto-albanienne *bara* qui descendrait de la racine proto-indo-européenne **bheu-*, liée à l'idée de « croissance » et de « culture », donc de « plantes ».

La « pharmacie » se dit cependant *farmaceutikë* et « pharmaceutique » se traduit par *farmaceutik*. L'« officine » correspond aussi bien à *farmaci* qu'à *barnatore*, tout comme le

112. Autre nom du vieux-provençal.

« pharmacien » se retrouve à la fois dans *farmacist* que dans *barna-shitës* ou dans *barnatar*.

11.9.2 Arménien

Le terme actuel դեղ *deł* revêt en arménien la même forme écrite qu'en vieil-arménien. Son sens initial est celui d'« herbe », comme dans l'expression դեղ դալար *deł dalar* (herbe, herbage, vert, verdure). Mais, du fait de l'utilisation de plantes pour une visée thérapeutique, il s'est étendu à celui de « médicament » ; de nombreuses expressions en attestent : ամենաբոյժ դեղ *amenaboyž deł* désigne, par exemple, une « panacée », et դեղ առնուլ *deł aṙnul* veut dire « prendre un remède ».

Cette dernière formule montre par ailleurs que le terme դեղ *deł* n'est pas limité à une « action thérapeutique » : il peut en effet s'interpréter comme « prendre un poison ». Le sens de դեղ *deł* couvre en fait les « amulettes », les « talismans », le « parfum » et la « teinture », ce qui inclut non seulement le « maquillage » mais également toute « encre ».

Le vieil-arménien disposait autrefois du collectif apparenté դեղորայք *dełorayk'* (médecines, remèdes). Ces mots remontent à une racine proto-indo-européenne *$*d^{h}\acute{e}l(H)$-*, liée au sens d'« herbe ». Toujours en vieil-arménien, on trouve aussi dans le mot դարման *darman* un emprunt au moyen-persan qui en fait le cousin du درمان *darmān* en persan moderne (voir sous-section 11.7.2, p. 126).

12
Famille nigéro-congolaise : groupe bantou

12.1 Kinyarwanda-kirundi

L'*umuti* (pluriel : *imiti*) kinyarwanda [212] traduit notre « médicament, traitement », mais aussi « insecticide » et même « cirage ». Comme le pluriel le montre, le radical des noms kinyarwanda, comme pour toutes les langues de ce groupe, se trouve à la fin, tandis que le préfixe indique la classe : la classe d'*umuti* est habituellement celle des plantes. Le vocabulaire fondamental de la pharmacie s'appuie beaucoup sur des formulations basées sur ce mot, et l'« officine » *inzu y'imiti* comme l'« armoire à pharmacie » *ububiko y'imiti* sont respectivement la *« maison des médicaments » et le *« lieu de conservation des médicaments » littéralement ; on trouve parfois *iduka ry'imiti*, littéralement une *« petite échoppe de médicaments ».

Le kinyarwanda contemporain se réfère également à la « pharmacie » par le mot *farumasi* importé du français, parfois pour désigner l'« officine de pharmacie », et toujours lorsqu'il s'agit de l'« étude de la pharmacie ».

Le « pharmacien » peut être (rarement) nommé *umuhanga mu by'imiti* (*« maî-tre dans [le domaine] des médicaments ») mais on appelle indifféremment le « médecin » ou le « pharmacien » *umuganga* (/umugaanga/, pluriel : *abaganga*) ; ce mot appartient bien évidemment à la classe des personnes. Dans la classe des noms abstraits et des états, le même radical donne *ubuganga*, un terme vieilli désignant la « fièvre », c'est-à-dire en particulier la « malaria ». L'adjectif *-zima* (vivant, en bonne santé, intègre) donne pareillement *ubuzima*, la « santé », terme exceptionnellement fréquent dans la vie quotidienne rwandaise.

La médecine traditionnelle est appelée *ubuvuzi*, mot qui vient du verbe *kuvura* (soigner, traiter) et le guérisseur est donc naturellement l'*umuvuzi*. D'une manière similaire, *kuroga* (ensorceler) donne l'*uburozi* (poison, venin, philtre), qui partage avec *ikiyobyabwenge* (/ikiyôbyabwêenge/) le sens de « drogue », le second ayant une connotation plus pragmatique de « substance stupéfiante ».

En général, la langue distingue peu « médecine » et « pharmacie » et privilégie l'opposition entre la « médecine traditionnelle », toujours liée au charlatanisme mais plus accessible pour les populations à la fois économiquement et idéologiquement, et les pratiques de la « médecine occidentale », à laquelle il est moins recouru parce qu'elle est souvent beaucoup plus coûteuse.

12.2 Kóló

Dans le centre du Cameroun, l'offre de soins se répartissait traditionnellement entre les acteurs suivants principalement, en kóló (ewondo [173]), langue bantoue véhiculaire :

- le *mbembela* (faiseur de remèdes), qui provient de *mebala* (remède, médicament), s'appuie sur une connaissance poussée de la pharmacopée *« de la forêt » afin de traiter les maux attribués à des *« vers », à la météorologie, etc. c'est-à-dire à des causes *« naturelles » (la complexité de la représentation précoloniale des maladies est analogue à la théorie humorale grecque) ; son très large spectre thérapeutique lui donnait un rôle central, de premier recours, dans la société précoloniale ; leur formation a lieu en milieu domestique ou par un rituel de don ;

- la *ngengan* (*« contre-sorcier »), manipulant l'*évù* (pouvoir de sorcellerie) et capable d'invoquer les esprits, vient en second recours ; son pouvoir réputé provenir de l'héritage d'interdits ascétiques le rend à la fois respectable et suspect ;

- le *bod mindjele* sollicite les ancêtres, ce qui le rend capable d'une fonction thérapeutique concernant les épidémies et les maux attribués à l'infraction d'un interdit au-delà de leur fonction sacerdotale fondamentale ;

- les devins (faiseurs de *ngam* ou *mvig*) ne préparent généralement pas les remèdes, mais permettent l'orientation du malade à travers l'offre et la coordination des soins pour les problèmes graves ;

- le *nkongan* (titre de *« grand prêtre »), parce qu'il a dérobé une partie du pouvoir de Dieu, est sollicité pour la mise en œuvre de rituels collectifs favorisant le bien-être de la collectivité contre les maux de grande ampleur (épidémies, guerres, etc.) ;

- le *mindi mindi* (grand initié) agit contre les conjonctions néfastes, telles que les agressions par la sorcellerie ;

- le *ngos* (simple initié) suffisent pour la protection contre la sorcellerie et ont parfois des compétences spécifiques à certains maux tels que l'épilepsie ;

- le *ndzo* (*« orateur ») est le principal acteur des rituels de purification et de confession collectives et intervient aux grandes étapes de la vie pour des bénédictions.

Aujourd'hui, les *mbembela* ou *mbi mebala*, c'est-à-dire les héritiers de ce rôle traditionnel transposé dans le contexte postcolonial actuel, qui possèdent et prescrivent leurs médicaments, les obtiennent principalement du Nigeria, de Chine ou d'Occident. Les médicaments occidentaux, et, depuis peu, les médecines orientales, remplacent la pharmacopée traditionnelle, perdue avec la désagrégation des dispositifs anciens de transmission et plus généralement de thérapie. Cette déstructuration de la société traditionnelle a des conséquences dramatiques, malgré (selon le point de vue occidental) l'apport de la médecine dite *« moderne ». Elle correspond en effet à une dérégulation idéologique du médicament en particulier, dont la société ne parvient pas à prévenir le mésusage.

Devant la crise qu'affronte le secteur hospitalier, les préparations et prescriptions presque improvisées font florès avec des produits dont rien ne garantit plus la fonction exacte en dehors de ce que disent les vendeurs, à savoir les *mbembela*, car les *ngengan* et autres exorcistes sont à présent relégués aux cas résiduels. De fait, on les trouve en vente libre sur les marchés, dans les échoppes ou les établissements de soin. Il faut également garder à l'esprit la catastrophe de l'explosion de la contrefaçon du médicament dans le monde sur les toutes dernières décennies : il serait facile de l'oublier, du fait de la performance du système de santé français.

Le résumé de la thèse de doctorat de M. Nicolas Monteillet [172] doit être cité tel quel :

> Les médecines africaines ont subi des métamorphoses plus importantes qu'on ne le dit généralement. [...] Profondément marqué par les rites majeurs (les initiations) et conjuguant ordre social et santé du corps, le système ancien apparaît associé à une médecine dérivée d'un sa-

voir pharmacologique collectif, non exempt de rites mais marqué par un très grand pragmatisme. [...] En s'attaquant aux rites majeurs, les colonisateurs ont porté atteinte à cet ancien ensemble thérapeutique et ont favorisé l'imputation des maux à la sorcellerie. [...] des rapports ambigus se sont instaurés entre [la médecine coloniale] et la médecine populaire issue de l'ancien système. Les malentendus apparus dès les premières campagnes de lutte contre la trypanosomiase se sont prolongés jusque dans le système moderne, encore aggravés par les conflits de hiérarchie sociale. L'explosion actuelle de l'organisation centrée sur l'hôpital a suscité un développement de la consommation pharmaceutique qui [...] n'est plus freinée par la retenue qu'impliquaient les anciens usages. On ne saurait mesurer les conséquences du glissement qui s'est opéré, d'un antique système intégré grâce à l'échange de savoirs sous la tutelle des ancêtres, vers la consommation libre — voire anarchique — de médicaments, sans replacer le système de soins actuel dans l'histoire non seulement médicale, mais aussi religieuse, et économique de cette société devenue à la fois rurale et urbaine.

12.3 Swahili et pokomo

Le kiswahili [216] tient le rôle de *lingua franca* à travers l'Afrique de l'Est. Fortement imprégné par le lexique arabe (l'islamisation est, à l'époque médiévale, un facteur absolument incontournable dans les relations commerciales qui modèlent l'océan Indien), il exerce à son tour, du fait de ce statut particulier de langue véhiculaire, une influence déterminante sur le vocabulaire des locuteurs de la région. Ceux-ci sont, en effet, majoritairement bilingues : ils parlent au moins la langue de leur tribu d'origine et le kiswahili. Nous prenons l'exemple du pokomo. Les deux langues, kiswahili et pokomo, sont issues de la côte de l'Afrique orientale. Mais, alors que la seconde demeure une langue cantonnée à une identité tribale spécifique et à une origine géographique déterminée (la rivière Tana), la première a connu une diffusion exceptionnelle qui lui donne le statut de langue officielle en République démocratique du Congo, en République du Kenya, en République d'Ouganda et en République unie de Tanzanie.

L'origine arabe du mot qui sert à traduire notre *médicament* ne fait aucun doute : il s'agit de *dawa* en swahili et de *dhawa* en pokomo. La *« maison des médicaments » est bien sûr la « pharmacie » : *duka la dawa* ou bien *duka dya dhawa*. Le « pharmacien » est appelé *muuzaji dawa* ou *mguzadyi dhawa*.

12.4 Wolof

Le wolof [85] donne le nom de *garab* au « médicament » mais a emprunté au colonisateur français le nom *farmasi* (pharmacie) comme celui de *dorog* (drogue). Le « pharmacien » ne représentait certainement pas, avant l'arrivée des Occidentaux, une réalité similaire à la nôtre ; aussi, si la langue distingue le « médecin » *doktoor*[113] du « docteur » universitaire, appelé *borom xam-xam* (littéralement *« maître-science »), elle distingue surtout le « guérisseur », le *fajkat* (de *faj*, « soigner, remédier à ») d'une manière géné-

113. On remarquera que le *tubaab*, qui serait supposément apparenté au *toubib* français, désigne aujourd'hui tout Occidental !

rale, ou *buxaama* (guérisseur qui soigne avec des poudres, des racines et des baguettes-amulettes).

On trouve également les mots *jibar* et *jibraankat*, qui ont une nette connotation péjorative, se traduiraient plutôt par « charlatan » et se rapprochent du *gisaanekat* (diseur de bonne aventure), dérivé du verbe *gisaane* (dire la bonne aventure) lui-même dérivé de *gis*, qui signifie à la fois « voir, constater », « contacter (quelqu'un) » et « retrouver (quelque chose de perdu) » ; le dictionnaire [85] donne explicitement l'exemple suivant : *Xaalis bi ngay jox jibar bi, tee nga cee jénd garab yi la doktoor bindal.* « Avec l'argent que tu donnes aux charlatans, pourquoi ne pas acheter les médicaments que le docteur t'a prescrits ? »

Le « poison » se dit *poson* ; c'est un emprunt au français comme son verbe dérivé *posone* qui, contrairement au « venin » *daŋar*, qui n'est pas un emprunt, ne s'utilise pas au sens figuré.

13
Famille sino-tibétaine

Le système logographique et l'importance accordée à l'écrit dans la sphère d'influence culturelle chinoise ont été déterminants dans l'histoire des langues chinoises et sinoxéniques (coréen, japonais, ryūkyū, vietnamien, zhuang…) Ils entraînent une approche radicalement différente de l'étymologie, car l'origine phonétique des lexèmes et celle de leurs représentations graphiques (sinogrammes) entretiennent un rapport original.

Dans ce chapitre, lorsqu'une seule prononciation est indiquée pour un ou plusieurs sinogrammes, il s'agit de la prononciation en chinois mandarin.

13.1 Conséquences du système d'écriture

L'étymologie des mots prononcés est conjecturée depuis peu par la reconstruction de formes antérieures se fondant sur les méthodes comparatives de la phonétique historique. La comparaison interne se fait notamment au moyen de dictionnaires et de tables de rimes tandis que la comparaison externe implique les formes attestées par leur prononciations chinoises et les traces laissées dans les langues sinoxéniques. Les sinologues parviennent aujourd'hui à des résultats généralement concordants si l'on s'en tient au chinois médiéval, mais ne s'accordent pas nécessairement lorsque l'on s'intéresse au chinois archaïque.

Si dans la langue chinoise classique le *« mot » correspond généralement à un caractère et à une syllabe, le lexique des langues chinoises actuelles est constitué de *« mots » majoritairement bisyllabiques ; on peut toutefois affirmer qu'en général ces compositions sont à la fois morphologiques et sémantiques. La question du rapport que les différentes unités morphologiques et sémantiques des idiomes chinois entretiennent entre elles ne sera pas abordée.

Bien que l'histoire des sinogrammes ait, quant à elle, pu être brouillée[114], c'est surtout sa dimension graphique qui a été étudiée par les savants chinois : l'approche de la phonétique historique est récente. La prééminence culturelle de l'écrit et le système d'écriture lui-même expliquent cette approche traditionnelle de l'étymologie, qui remonte au moins au IIᵉ siècle de notre ère avec le 說文解字/说文解字 *Shuōwénjiězì* de 許慎/许慎 Xú Shěn.

Peu avant, en 221 av. J.-C., l'empereur 秦始皇 Qín Shǐhuáng, luttant contre la prolifération anarchique des sinogrammes, ordonne la destruction de tous les écrits (sur bambou) après la codification de l'écriture par son premier ministre 李斯 Lǐ Sī. L'écriture standardisée obtenue, à l'origine de l'écriture traditionnelle chinoise, est appelée *petite sigillaire*. À part le 六書通 *liùshūtōng*, qui recense sous les 明 Míng (du XIVᵉ au XVIIᵉ siècle ap. J.-C.) de nombreux caractères non-standard, il ne reste véritablement des époques antérieures que des inscriptions dites oraculaires (datant approximativement du IIᵉ millénaire av. J.-C.), puis des inscriptions sur bronze (datant approximativement du Iᵉʳ millénaire av. J.-C.) ; mais les contraintes imposées par ces supports ne peuvent garantir que les dessins qui nous sont parvenus soient effectivement identiques aux caractères tracés couramment sur bambou à la même période.

114. C'est notamment le cas avec la baisse du niveau général des lettrés lors de la décadence de la dynastie Zhou 周 *zhōu*, approximativement en même temps que le déclin de la culture grecque classique en Europe, dans la seconde partie du Iᵉʳ millénaire av. J.-C.

Par ailleurs, diverses vagues de simplification donnent souvent lieu aujourd'hui : d'une part, à un caractère dit *traditionnel*, dont l'usage est en vigueur en République de Chine (Taïwan), à Hong Kong et à Macao, et, d'autre part, à un caractère dit *simplifié*, en vigueur en République populaire de Chine et à Singapour, en plus de quelques variantes japonaises légèrement simplifiées par rapport aux caractères traditionnels.

L'immense majorité des caractères traditionnels sont des compositions phono-sémantiques [255] : dits 形聲/形声 *xíngshēng* (*« forme [et] son »), ils combinent une partie radicale (ou *clé*), figure évoquant le signifié, et une partie phonétique indiquant le signifiant dans la chaîne parlée (le mot prononcé) et dont le sens est donc indifférent. Ainsi, le caractère 爸 *bà*, qui signifie « père », associe par exemple le radical 父 représentant les *« moustaches » du père avec la partie phonétique 巴 *bā* indiquant la prononciation.

De par ces relations particulières entre langue (orale) et système d'écriture, l'étymologie des caractères chinois, qui varient assez lentement par rapport aux signifiants de la chaîne parlée, interroge la composition graphique du sinogramme, son sens originel et leur coévolution.

13.2 Langues sinitiques

Le vocabulaire fondamental de la pharmacie est marqué dans les langues chinoises [42, 143, 162, 211, 255, 258] par la grande unité qui le sous-tend, puisque l'intégralité en est quasiment constituée par des compositions impliquant le sinogramme traditionnel 藥 ou sa version simplifiée chinoise 药[115].

115. La version simplifiée japonaise, 薬, est abordée à la section 15.3 (p. 179).

13.2.1 Sinogramme fondamental : 藥/药

Il s'agit dans les deux cas d'un caractère phono-sémantique qui, lorsqu'il a le sens de « médicament », est prononcé *joek6* en cantonais, *yȯk* en hakka, *yào* en mandarin, *iŏh* en mindong, *iȯk*, *iȧk* ou *iȯh* en minnan hokkien, *iêh*^{8} ou *ioh*^{8} en minnan teochew et /ɦiᴀʔ˨/ en wu. Il correspond au chinois médiéval *yak* [143] — reconstruit selon les spécialistes comme /iak̚/, /i̯ak̚/, /iɑk̚/, /jĭak̚/, /jɨak̚/, /jiɐk̚/ ou /jɨɐk̚/ — signifiant « plante médicinale, simple », (avec à la période médiévale le sens plus particulier d'« herbe accroissant la longévité »[116]) et d'une manière plus générale « remède, cure, potion, philtre, médicament ». Sa forme archaïque a pu être reconstruite **rawk* ou **(Cə-)lawk* notamment [255], précisément /*lawɢ/ [258] ou bien encore /*m-r[e]wk/ [42] avec l'interprétation d'un sens de « plante médicinale ». Son radical 艹 est une représentation simplifiée de 艸 (cantonais : *cou2*, hakka : *chhó*, mandarin : *cǎo*, minnan : *chhó*), caractère figurant des *« brins d'herbe » ; les Fig. 5e, f, g et h montrent en effet dans tous les cas un motif végétal. La partie phonétique 约 du sinogramme simplifié (cantonais : *joek3*, hakka : *yok*, mandarin : *yuē* ou *yāo*, mindong : *iók* ou *ióh*, minnan : *iok*, *iak* ou *ioh*, wu : /iᴀʔ˥/) a remplacé la partie phonétique traditionnelle 樂, qui correspond au caractère 樂/乐. Ce sinogramme rassemble plusieurs termes homographes signifiant aujourd'hui notamment « musique » (cantonnais : *ngok6*, hakka : *ngȯk*, mandarin : *yuè*, mindong : *ngŏk*, minnan : *gȧk*, wu : /ɦiᴀʔ˨/ ou /ŋʊ̆ʔ˨/ ; médiéval : /ŋˠʌk̚/, archaïque : /*[ŋ]ˤrawk/ ou /*ŋraːwɢs/) ou « joyeux, joie » (cantonnais : *lok6*, hakka : *lȯk*, mandarin : *lè*, mindong : *lŏk*, minnan : *lȯk*, wu : /lʊ̆ʔ˨/ ; médiéval : /lɑk̚/, archaïque : /*[r]ˤawk/ ou /*raːwɢ/), ou encore « apprécier » (cantonnais : *ngaau6*, hakka : *ngau*, mandarin : *yào*, mindong : *ngâu*, min-

116. Voir la sous-section 13.2.3 (p. 163).

nan : *ngāu* ; médiéval : /ŋˠauH/, archaïque : /*[ŋ]ˁrawk-s/ ou /*ŋraːwɢs/). Le glyphe en évoquerait un instrument de musique fait de bois par la représentation de *« ficelles » 絲 accrochées à un *« arbre » 木 (Fig. 5a) ; l'élément 白 ajouté ultérieurement (Fig. 5b, c, d) serait soit un *« pouce », soit une indication phonétique.

À partir de cet unique sinogramme, le vocabulaire fondamental de la pharmacie se constitue de manière tout à fait ordinaire dans les langues chinoises, presque entièrement par suffixation.

Il faut remarquer que le lexique médical, structuré de la même façon autour d'un sinogramme fondamental, 醫/医 (cantonnais : *ji1*, hakka : *jî*, mandarin : *yī*, mindong : *ĭ*, minnan : *i*, wu : /i˦/ ; médiéval : *'i* /ʔɨ/, archaïque : /*qɯ/ selon [258] ; « traiter, guérir, médecin, médical »), idéogramme représentant un *« flacon » 酉 de médicament destiné à traiter une *« blessure » 殹 suggérée par une un homme atteint d'une *« flèche » 矢 demeurant dans un *« lit » 匚 et recevant des soins prodigués par la *« main » 殳 du médecin), est en conséquence complètement distinct de celui de la pharmacie en dehors de l'évident composé 醫藥/医药 *yīyào* (*« médicament médical ») et de son dérivé 醫藥學/医药学 *yīyàoxué* (science médicale).

13.2.2 Dérivations

Puisque 藥/药 *yào* ne s'emploie plus seul, on trouve pour désigner le « médicament » les mots 藥品/药品 *yàopǐn* — « produit ou article » médicamenteux (品, cantonnais : *ban2*, hakka : *phín*, mandarin : *pǐn*, mindong : *pīng*, minnan *phín*, wu : /pʰĩɲ˧/ ; médiéval : *phimX* /pʰˠiɪmX/, archaïque : /*pʰr[ə]mʔ/ ou /*pʰrɯmʔ/ ; pictogramme) — et 藥物/药物 *yàowù* — « chose, entité, substance » pharmaceutique (物, cantonnais : *mat6*, hakka : *vu̍t*, mandarin : *wù*, mindong : *ŭk*, minnan hokkien : *mi̍h*, *mn̍gh*, *mih* ou *bu̍t*, minnan teochew :

muêh[8], wu : /ɣ̥ə̆ʔ˩/ ; médiéval : *mjut* /mɨut̚/, archaïque : /*C.mut/ ou /*mɯd/ ; sinogramme phono-sémantique avec le radical de la *« vache » 牛, représentant la « tête de bétail », donc le « bien dont on est propriétaire »). On trouve aussi le composé 藥劑/药剂 *yàojì* : le sinogramme phono-sémantique 劑/剂 (cantonnais : *zai1* ou *zai6*, mandarin : *jì*, mindong : *câ* ou *cā̤*, minnan : *chē*, wu : /t͡ɕi˦/ ; médiéval : *dzejH* /d͡zeiH/, archaïque : /*ʔslel/ selon [258]) est construit sur le radical du *« couteau » 刂 (forme modifiée de 刀) et a désigné une « mixture », une « composition » avec un sens restreint aux épices et aux ingrédients médicinaux avant de se limiter tout à fait à celui de « préparation médicinale ».

La « discipline pharmaceutique » s'écrit 藥學/药学 *yàoxué*, 學/学 (cantonnais : *hok6*, hakka : *ho̍k*, mandarin : *xué* ou *xiáo*, jin : *xyeh*[5], mindong : *ŏ̤h* ou *hŏk*, minnan hokkien : *o̍h* ou *ha̍k*, minnan teochew : *oh*[8] ou *hag*[8], wu : /ɦʊ̆ʔ˩/ ou /ɦiᴀʔ˩/ ; médiéval : *haewk* /ɦˠʌk̚/, archaïque : /*m-kˤruk/ ou /*gruːg/) voulant dire « étude ». Le sinogramme traditionnel représente selon une étymologie populaire les mains d'un maître portant des marques 爻 à un enfant 子, exprimant l'« émulation », l'« imitation » et l'« apprentissage » consécutif, spécialement par la répétition ; certaines versions du petit sceau et des inscriptions sur bronze ajoutent plus explicitement une main tenant un bâton qui servirait à frapper l'enfant, avec l'idée de lui inculquer de cette façon un savoir…

Le « pharmacien » se nomme 藥學家/药学家 *yàoxuéjiā*, 藥劑師/药剂师 *yàojìshī*, 藥劑員/药剂员 *yàojìyuán* ou 藥劑士/药剂士 *yàojìshì*. Le sens respectueux du suffixe -家 (cantonnais : *gaa1*, hakka : *kâ*, mandarin : *jiā*, mindong : *gă*, minnan : *ke* ou *ka*, wu : /kᴀ˦/ ou /t͡ɕᴀ˦/ ; médiéval : *kae* /kˠa/, archaïque : /*kˤra/ ou /*kraː/) s'est beaucoup éloigné de l'acception habituelle et originelle : il s'agit d'un caractère idéographique qui exprime par la représentation d'un cochon 豕

dans un bâtiment (sous un toit) 宀 l'idée de « foyer », de « maison », de « famille » ; de là, son sens s'est étendu pour désigner également une « école de pensée » puis comme suffixe pour un « membre ou un héritier de telle ou telle école ou tradition » : dans l'usage de ce suffixe demeure toujours l'idée d'un cercle professionnel ou d'une école de pensée. En revanche, le caractère du suffixe -師/-师 (cantonnais : *si1*, hakka : *sṳ̂* , mandarin : *shī*, mindong : *să* ou *sṳ̆* , minnan : *sai*, *su* ou *sir*, wu : /sz̩˥/ ; médiéval : *srij* /ʃˠiɪ/, archaïque : /*srij/ ou /*sri/) garde sa signification courante de « maître », qu'il exprime en combinant l'idée de « hauteur » (partie gauche) et celle de « suivre », de « revenir » 帀 (une empreinte de pied tournée vers le bas, c'est-à-dire vers l'arrière). Le suffixe -員/-员 (cantonnais : *jyun4*, hakka : *yèn* ou *yàn*, mandarin : *yuán*, minnan hokkien : *oân*, *goân* ou *î*^{n}, minnan teochew : *uêng*^{5} ou *uang*^{5} ; médiéval : *hjwen*, archaïque : /*ɢ^{w}<r>en/ ou /*ɢon/) désigne le plus souvent un « vendeur », ou du moins un « membre d'un groupe ou d'un commerce » ; l'origine graphique du caractère est d'interprétation difficile car il figure de manière abrégée, simplifiée, un bâtiment 口 et un objet 貝, ou anciennement 鼎, non identifiés. Enfin, le suffixe -士 (cantonnais : *si6*, hakka : *sṳ*, mandarin : *shì*, mindong : *sê̤ṳ*, minnan : *sǐr* ou *sū* médiéval : *dzriX* /d͡ʒɨX/, archaïque : /*[m-s-]rəʔ/ ou /*zrɯʔ/) sert à désigner des personnes d'écoles ou de croyances variées ; il s'agit d'un sinogramme primitif dont l'étymologie n'est pas certaine et dont le sens est à l'origine celui d'« homme ». On peut noter une composition inversée par rapport à toutes les précédentes dans le mot 司藥/司药 *sīyào* : le lexème représenté par 司 (cantonnais : *si1*, mandarin : *sī*, minnan : *sir*, *su*, *si* ou *sai* ; médiéval : *si* /sɨ/, archaïque : /*s-lə/ ou /*slɯ/) s'utilise pour parler d'un « responsable », d'une « personne en charge de quelque chose », d'un « cadre » ou d'un « manageur », dirait-on aujourd'hui ; son caractère représente justement une bouche 口 donnant des ordres.

Tous les mots désignant l'« officine » sont formés par suffixation ; les principaux sont 藥店/药店 *yàodiàn* et 藥房/药房 *yàofáng*. Le caractère phonosémantique 店 (cantonnais : *dim3*, hakka : *tiam*, mandarin : *diàn*, mindong : *dáing*, minnan : *tiàm*, wu : /ti˦/) est basé sur la clé de la *« remise », du *« hangar », 广 et désigne dès le chinois médiéval *temH* /temH/ un « magasin », un « étal », mais aussi anciennement une « auberge » ; les formes reconstruites pour le chinois archaïque sont /*tˤem-s/ et /*tiːms/. Le sinogramme 房 (cantonnais : *fong4* ou *fong2*, hakka : *fòng* ou *pióng*, mandarin : *fáng*, mindong : *bùng*, minnan : *pâng* ou *pông*, wu : /ɣɑ̃˦/ ; médiéval : *bjang* /bʉɐŋ/, archaïque : /*[Cə-N-]paŋ/ ou /*baŋ/), également phono-sémantique, avec le radical de la *« porte » 户, signifie au départ une « salle », une « chambre » mais s'est étendu à tout « abri, maison ou habitation ». Les composés similaires comprenant 鋪/铺 (cantonnais : *pou3*, mandarin : *pù*, minnan : *phò͘* ; médiéval : *phuX* /pʰuoH/, archaïque : /*pʰaːs/ selon [258] ; « magasin, échoppe », autres sens médiévaux : « auberge, taverne, relais de poste, bureau de douane ») et 局 (cantonnais : *guk6* ou *guk2*, hakka : *khiuk*, mandarin : *jú*, mindong : *guŏk*, minnan : *kėk* ou *kio̍k*, wu : /d̥͡ʑʊʔ˩/ ; médiéval : *gjowk* /gɨok̚/, archaïque : /*[g](r)ok/ ou /*gog/ ; « bureau, office ») sont beaucoup moins employés.

Dans 藥典/药典 *yàodiǎn* (pharmacopée), le mot 典 (cantonnais : *din2*, hakka : *tién*, mandarin : *diǎn*, mindong : *diēng*, minnan : *tián*, wu : /ti˦/ ; médiéval : *tenX* /tenX/, archaïque : /*tˤə[r]ʔ/ ou /*tɯːnʔ/), écrit à l'aide d'un caractère primitif montrant un livre 册[117] posé sur une table 丌, fait référence à un élément crucial de la civilisation chinoise en ce

117. Il s'agit de morceaux de bambou reliés par du fil ; c'est notamment le dessin de ce caractère qui prouve l'utilisation du bambou comme support d'écriture pour des époques antérieures à 221 av. J.-C..

qu'il est révélateur par son étendue sémantique du rapport à l'écrit : le « canon », aussi appelé « classique » ou parfois « loi », c'est-à-dire l'« œuvre écrite qui fait référence », le « canon établi par les maîtres, objet de la transmission ». La pharmacopée, c'est donc proprement le *« canon des médicaments » ou le *« canon de la pharmacie » dans les langues chinoises.

13.2.3 Divergences entre les champs sémantiques couverts par *médicament* et par 藥/药

Quoique les dictionnaires donnent toujours notre *médicament* pour traduire le mot 藥/药 *yào*, il ne devrait pas y avoir de correspondance exacte entre les deux, d'autant que, ayant évolué dans un contexte civilisationnel totalement distinct de l'Europe, les lexèmes et les caractères chinois correspondent, en règle générale, à une nébuleuse polysémique lorsqu'on les étudie avec un œil occidental. Le sens fondamental est celui de « médicament », puisque c'est bien ce qui est « prescrit » 開/开 *kāi* (ouvrir, conduire, initier, commencer, allumer, bouillir, écrire, prescrire…) au malade qui le « prend » 吃 *chī* (manger) ; il désigne aussi les formes et les types de médicaments, par exemple : 藥丸/药丸 *yàowán* (comprimé), 獸藥/兽药 *shòuyào* (médicament vétérinaire), 春藥/春药 *chūnyào* (*« médicament-printemps », manière très figurée d'évoquer un « aphrodisiaque » !)

Toutefois, il désigne aussi des substances que le français n'appellerait jamais *médicaments*, ainsi le mot 農藥/农药 *nóngyào* (*« médicament agricole ») se réfè-re-t-il aux « engrais et pesticides », et 炸藥/炸药 *zhàyào* aux « explosifs ». D'une part, la médecine traditionnelle chinoise considère comme ressortissant à son étude des substances et préparations qui peuvent guérir, soigner, soulager, voire prévenir les maux, mais également maintenir ou améliorer l'état de santé, prolonger la vigueur au cours de la vie, repousser la vieillesse, retarder la mort ; il faut rappeler l'importance considérable de l'alchimie et de la recherche de l'immortalité dans l'histoire des civilisations de la sphère d'influence culturelle chinoise. Et, d'autre part, le sens de 藥/药 *yào* semble s'étendre potentiellement à toute « substance chimique » bien que les exemples tels que 炸藥/炸药 *zhàyào* (explosif) n'abondent pas. On peut signaler que 藥商/药商 *yàoshāng* (*« commerce de drogues ») désigne une « droguerie » (商 *shāng* est un caractère d'origine phono-sémantique construit sur l'action de parler 商).

Il peut être intéressant de se pencher sur les rapports entre 藥/药 *yào* (médicament) et 毒 (cantonnais : *duk6* ou *duk1*, hakka : *thu̍k*, mandarin : *dú*, mindong : *dŭk* ou *dĕ̤k*, minnan : *to̍k* ou *ta̍k* ; médiéval : *dowk* /duok̚/, archaïque : /*[d]ˤuk/ ou /*l'uːg/). Le sens premier de 毒 *dú* — sinogramme phono-sémantique élaboré à partir de la représentation d'une plante 生 — est « poison » ; le mot évoque tout ce qui peut être « empoisonné, vénéneux, venimeux, toxique ». Un « poison », c'est-à-dire une « substance empoisonnée, toxique », est ainsi naturellement appelée 毒藥/毒药 *dúyào*, et un « venin » ou une « toxine » 毒物 *dúwù*. Ce caractère chinois connote également la « malignité », la « méchanceté », la « virulence » (*« force d'empoisonnement », 毒力 *dúlì*) : ainsi un « virus » est-il un *« poison de maladie » 病毒 *bìngdú* et un « cancer » (tumeur maligne) une *« tumeur empoisonnée » 毒瘤 *dúliú*.

Mais ce qui est nommé littéralement *« produit empoisonné », 毒品 *dúpǐn*, dénote spécifiquement la « drogue », les « narcotiques » et les « stupéfiants ». Le lexique de la drogue et de l'addiction concerne majoritairement le sinogramme 毒 *dú*, mais aussi le caractère 藥/药 *yào* dans quelques cas : son emploi peut dénoter l'illégalité et relever de l'argot, par exemple 嗨藥/嗨药 *hāiyào*, emprunt à l'anglais du mot *high* veut dire « (consommer de la) drogue » (*« des substances pour planer, pour être *high* »), et une « overdose » peut se dire 服藥過量/服药过量 *fúyào guòliàng* ; la formulation de l'« interdiction ou la lutte contre la drogue » — 禁毒 *jìndú* d'une manière générale — prend avec 禁藥/禁药 *jìnyào* la connotation de « lutte contre le dopage » dans un contexte sportif.

Un « antidote » est un *« médicament qui délie, qui défait (le poison) », c'est-à-dire un 解(毒)药/解(毒)药 *jiě(dú)yào*, ou bien une *« préparation qui défait le poison » 解毒劑/解毒剂 *jiědújì*. Nous n'avons trouvé qu'une seule autre formulation n'impliquant ni 藥/药 *yào*, ni 毒 *dú*, une abréviation comme les langues chinoises le permettent : 迷姦/迷奸 *míjiān* (le sens est très imagé : *« charmer-trahir », pour « droguer, puis violer quelqu'un »).

13.3 Famille tibéto-birmane

Les proto-formes reconstruites pour la famille tibéto-birmane concernant le « médicament » sont *s-man*, *r-tsəy*, *mV-ləj* et éventuellement *ri*. Seules les deux premières sont répandues à travers la famille.

13.3.1 Birman

Comme dans les autres langues lolo-birmanes, le terme dominant le vocabulaire fondamental de la pharmacie en birman [56] est le descendant de *r-tsəy* : ဆေး /sʰéi/. La proto-forme est interprétée comme se référant à toute sorte de « médicament », de « jus ou extrait végétal » ou encore de « colorant ».

13.3.1.1 Le *s^h^éi* comme « médicament »

Le sens de « médicament » est évident par les emplois de ce mot isolément comme en combinaison. Avec le terme signifiant « abri, couvert, magasin », il donne notamment ဆေးဆိုင် /sʰéi zàĩ/ (pharmacie, officine) ; avec celui qui désigne habituellement le « centre », le « cœur », le « noyau », il devient ဆေးချက် /sʰéi dʒeʔ/ (remède).

Comme élément final (déterminé), il donne lieu à des compositions indiquant des classes spécifiques de *sʰéi*. Ces restrictions peuvent correspondre à un effet direct sur le patient bien sûr — အန်ဆေး /ã̀ zéi/ (substance émétique), de အန် /ã̀/ (vomir) ; အားတိုးဆေး /á dó zéi/ (substance tonique), souvent abrégé en အားဆေး /á zéi/ mais provenant de တိုး /tó/ (pousser, avancer, accroître, augmenter, grandir, s'élever, etc.) ; အနုဆေး /ənṵ zéi/ (philtre, charme destiné à susciter l'amour), formé à partir de အနု /ənṵ/ (douceur, tendresse) —, à un mode d'action — ဖြေဆေး /pʰyèi zéi/ (antidote), de ဖြေ /pʰyèi/ (défaire, délier) ; ကာကွယ်ဆေး /kà gwè zéi/ (médicament prophylactique), ကာကွယ် /kà gwè/ voulant dire « défendre, empêcher, protéger, immuniser » —, ou encore à une cible, soit en termes d'agent nuisible — du mot désignant le « moustique » vient ခြင်ဆေး /tʃʰĩ zéi/ (répulsif contre les moustiques) —, soit en termes de symptôme — အဖျားဖြတ်ဆေး /əpʰyá pʰyaʔ sʰéi/ (antipyrétique) est construit sur အဖျား /əpʰyá/ (fièvre) et sur ဖြတ် /pʰyaʔ/ (arrêter, contrer).

Cependant, les critères les plus répandus pour spécifier une classe de médicaments demeurent bien évidemment la forme galénique et la voie d'administration. Ainsi le ဆေးတောင့် /sʰéi daṵ̃/ (gélule, bâtonnet de médecine traditionnelle) est-il littéralement un *« carquois de médicament », et le ဆေးပြား /sʰéi byá/ (comprimé) une *« piécette médicinale » (le sens originel de ပြား /byá/ est « être plat, s'applatir », mais ce lexème désigne souvent les « pièces » correspondant à un centime) ; de la même façon, မှုန့် /m̥õʊ̃/ (farine, poudre, poussière) donne ဆေးမှုန့် /sʰéi m̥õʊ̃/ (médicament en poudre), လုံး /lóʊ̃/ (rond, boule) donne ဆေးလုံး /sʰéi lóʊ̃/ (pilule), et la qualification de « liquide » donne ဆေးရည် /sʰéi yì/ (mélange, médicament sous une présentation liquide). Concernant la voie d'administration, les exemples ne sont pas moins abondants : si အတွင်းဆေး /ətwĩ́ zéi/ peut constituer une exception en ce que အတွင်း /ətwĩ́/ désigne l'« intérieur » et qu'on parle donc d'un *« médicament agissant par voie interne », ရှူဆေး /ʃù zéi/ (*« médicament à respirer, à inhaler ») et ထိုးဆေး /tʰó zéi/ (ထိုး /tʰó/ signifiant « piquer »), qui inclut notamment les အကြောဆေး /əʧɔ́ zéi/ et les အသားဆေး /əθá zéi/, respectivement *« médicaments de veine » et *« de chair » (c'est-à-dire « à administrer par voie intraveineuse » et « intramusculaire »), sont sans ambiguïté.

13.3.1.2 Sens voisins ayant trait à la santé

Le *sʰéi* évoque en fait quelque chose de bien plus général qu'une « substance » ou une « préparation » : il porte l'idée de « remède ». Avec le même élément que pour un « tonique », on obtient par exemple le verbe ဆေးတိုး /sʰéi tó/ (avoir un effet thérapeutique), très proche de ဆေးဖက်ဝင် /sʰéi beʔ wĩ̀/ (avoir des propriétés médicinales), formé avec des éléments évoquant une « correspondance », une « harmonie », et une « appartenance ». On peut même relever l'existence de la formule တန်ဆေး /tã̀ zéi/, aujourd'hui archaïque, et donnant avec le composant တန် /tã̀/ (valoir, seoir, cesser, arrêter, etc.) le sens d'« émissaire », qui était donc considéré comme un *sʰéi*.

Mais dans la langue contemporaine, ce mot fondamental s'est très largement étendu à tout le lexique médical. À partir de ခန်း /kʰã̀/ (salle) se construit ဆေးခန်း /sʰéi gã̀/ (dispensaire), et ဆေးရုံ /sʰéi yòõ/ (hôpital) se forme à l'aide d'un terme générique pour tout « abri » ou « bâtiment ». On peut arguër que ces noms de lieu peuvent d'une quelconque façon se rattacher au « médicament » par la notion de « soin » comme le fait ဆေးစာ /sʰéi zà/ (« prescription médicale », littéralement : *« écriture, inscription, lettre médicale »), toutefois la référence à la profession médicale ne fait aucun doute dans ဆေးစစ် /sʰéi siʔ/ (subir un examen médical), bâti sur စစ် /siʔ/, dont l'un des sens est « interroger, examiner ». Les autres exemples, tels que ဆေးဖိုးဝါးခ /sʰéi bó wá ga̰/ (honoraires médicaux) et ဆေးမှူး /sʰéi m̥ú/ (chef de service, directeur d'un établissement de soins), sont nombreux.

Cela peut s'expliquer par l'absence de distinction traditionnelle entre « médecine » et « pharmacie » : le terme ဆရာ /sʰəyà/, dérivé du sanskrit आचार्य *ācārya*, voulant dire « maître, mentor » (particulièrement « maître d'une école de pensée »), « praticien » et même employé comme terme d'adresse respectueux, donne ဆေးဆရာ /sʰéi sʰəyà/ (médecin traditionnel). On note que le nom de la « médecine » est en revanche directement emprunté au pâli (avec la même orthographe dans le système d'écriture birman) (အာယုဗ္ဗေဒ /à youʔ bèi da̰/ est l'homologue du terme français d'*ayurveda*), et que le nom du « médecin » ou du chirurgien « chirurgien » est pareillement dérivé du sanskrit : ဆရာဝန် /sʰəyà wũ̀/.

13.3.1.3 « Poison » et « sorcellerie »

Vu son large champ de significations, on ne s'étonnera pas que *sʰéi* puisse dénoter la « drogue », et rien ne distingue structurellement les dérivés utilisant celle-ci de ceux qui sont plutôt orientés vers la « thérapeutique ». Le *sʰéi* qui

« augmente, élève » (ကြွ /ʧwa̰/) la « conscience » ou l'« esprit » (စိတ် /seiʔ/) est le စိတ်ကြွဆေး /seiʔ ʧwa̰ zéi/ (amphétamine) ; nous n'avons pas cherché à vérifier cette description et recommandons bien entendu de surseoir à toute tentative allant dans ce sens. L'explication de la construction de မူးယစ်ဆေးဝါး /mú yiʔ sʰéi wá/ (narcotique, drogue) correspond malheureusement certainement mieux à la réalité non-subjective de la consommation de substances illicites puisque le terme signifie littéralement *« *sʰéi* avec lequel on s'intoxique » (l'élément final ဝါး /wá/, extrêmement polysémique entre « bambou », « temps » et « mâcher », est souvent d'interprétation difficile et peu pertinente dans les compositions).

Il y a d'ailleurs plus qu'une connotation liée à l'idée de « poison » dans le principal mot du vocabulaire fondamental de la pharmacie en birman car ဆေးခတ် /sʰéi kʰaʔ/ (ခတ် /kʰaʔ/ signifiant « frapper, introduire, tirer, … ») peut vouloir dire à la fois « désinfecter » (notamment pour de l'eau, auquel cas on traduit plutôt « traiter » en français) et proprement « droguer (de la nourriture ou une boisson), empoisonner, ajouter un poison ou un philtre ». D'ailleurs, le dérivé အဆိပ် /əsʰeiʔ/ a le sens de « poison », de « venin » ou plus largement de « capacité à faire du mal ».

La « magie » n'est pas non plus exclue puisque, de même, ဆေးမိ /sʰéi mḭ/ (littéralement : *« attraper un *sʰéi*, être pris par un *sʰéi* ») veut dire « être ensorcelé, sous l'influence d'un sort » et que, si ဆေးဝါး /sʰéi wá/ peut avoir le sens initial de « médicament, remède », il se réfère aussi aux « potions magiques », aux « charmes », aux « amulettes » ou à tout « objet auquel on attribue un pouvoir magique ».

13.3.1.4 Sens originaux

Si l'on s'éloigne quelque peu des « substances produisant un effet sur le corps », à côté d'emplois — သွားတိုက်ဆေး

/θwá daiʔ sʰéi/ (littéralement, *« *sʰéi* qui brosse, polit ou fait briller les dents », c'est-à-dire la « pâte dentifrice ») ou ကြေးချွတ်ဆေး /dʒí tʃʰuʔ sʰéi/ (détergent), qui provient de ကြေးချွတ် /dʒí tʃʰuʔ/ (nettoyer) — se référant à d'autres substances ou préparations qui sont observés dans d'autres langues (de la région notamment), il y a cependant deux spécialisations particulières du *sʰéi* en birman.

Comme le suggèrent en effet certaines utilisations telles que ဆေးလိပ် /sʰéi leiʔ/, terme générique désignant cigare, cheroot[118] et cigarette (လိပ် /leiʔ/ signifiant « rouler »), ou ဆေးပြင်းလိပ် /sʰéi byĩ leiʔ/ (cheroot, cigare), construit avec ပြင်း /byĩ/ (fort, intense, violent), le lexème fondamental est également couramment employé pour parler du « tabac ». La seconde spécialisation remarquable concerne la notion de « substance utilisée dans un but de coloration ». Ainsi, on ne pourrait pas deviner à partir du seul sens ajouté de « piquer, percer, injecter, tresser, inscrire, marquer » le fait que ဆေးထိုး /sʰéi tʰó/ ait, malgré sa signification secondaire de « injecter un médicament ou une drogue », celle, plus répandue, de « tatouer ». Cette littérale coloration sémantique est remarquablement productive ; le *« henné de *sʰéi* », ဆေးဒန်း /sʰéi dã/ désigne l'« orpiment jaune », le *« *sʰéi*-terre » est en réalité l'« ocre » မြေဆေး /myèi zéi/ tandis que le *« *sʰéi*-huile » ဆီဆေး /sʰì zéi/ se réfère à de la « peinture à l'huile » : l'*« art de composer, d'écrire le *sʰéi* » ဆေးရေးပန်းချီ /sʰéi yéi bədʒì/ n'a rien à voir avec la « pharmacie » car c'est l'« l'art de la peinture ».

Cette polysémie, ou plus précisément cet éventail de dénotations et la liberté d'interprétation qui l'accompagne, qui se traduisent en français par une polysémie, se reflète par-

118. Sorte de cigare coupé aux deux extrémités souvent fabriqué industriellement et très populaire en Birmanie et en Inde.

faitement dans ceux de ဆေးစပ် /sʰéi saʔ/ ; avec l'expression ဆေးဖော် /sʰéi pʰɔ̀/ par exemple, cette formulation partage le sens de « composer, préparer un remède » ; mais elle connaît l'interprétation supplémentaire de « composition, assemblage de tabacs » et, avec la prononciation /sʰéi zaʔ/, celle de « mélange de couleurs » pour une peinture. De la même manière, le verbe အိပ် /eiʔ/ (dormir) transmet à အိပ်ဆေး /eiʔ sʰéi/ son sens littéral pour donner « somnifère, opiacé » et un sens figuré pour donner « agent accélérant le séchage d'une peinture ou d'un vernis ».

13.3.1.5 Termes concurrents

Les quelques termes en rapport avec la pharmacie qui ne sont pas des composés de ဆေး /sʰéi/ sont surtout empruntés au sanskrit — comme ဗိန္ဒော /beĩ́ĩ dɔ́/ (herbe médicinale) — ou au pâli — par exemple ဩသဓ /ɔ́ θada̰/ (médicament) ; on compte dans les cas résiduels le verbe ဖော်စပ် /pʰɔ̀ saʔ/ (préparer, mélanger), dont l'emploi est limité au domaine pharmaceutique. Toutes ces formes, quoi qu'il en soit très minoritaires, sont quasiment négligeables dans une perspective générale du vocabulaire fondamental de la pharmacie.

13.3.2 Autres langues tibéto-birmanes : tibétain et japhug

La forme *s-man* donne dans les langues tani *si-min* en bengni — d'où *si-min ǰi:-bu* (homme-médecine) —, *men* en bokar, *nen* en miri, *min* en tagin. Dans les langues deng, elle devient par exemple *ta: ma:* en darang — avec *ta: ma:-potolo* ou *ta: ma: tikili* (médicament en flacon) et *ta: ma: cei* (préparation médicinale). Les langues bodiques l'ont réduite à *man* en tsangla et en motuo menba, à *mān* en kaike.

13.3.2.1 Tibétain

Le tibétain [7, 107, 164, 234] l'a conservée telle quelle dans sa graphie (སྨན *sman*) mais la langue actuelle de Lhassa prononce /mɛ̃˥/ ; il l'associe traditionnellement au verbe སྣུར *snur* : on traduirait སྨན་སྣུར *sman snur* par *« moudre, broyer des médicaments », c'est-à-dire, avec l'idée d'ingrédients réduits en poudre grâce à un mortier et un pilon en vue d'une préparation médicinale, « préparer un médicament ». Pour un « médicament », on parle aussi de གསོལ་སྨན *gsol sman* ou de སྨན་རིགས *sman rigs*.

Un « médecin » peut être qualifié de སྨན་པ *sman pa* (on peut comprendre cette construction comme notre *homme-médecine*), ou bien complètement hors du vocabulaire fondamental de la pharmacie à l'aide de ཨམ་ཆི *am chi* ou ཨེམ་ཆི *em chi*, qu'il faut rapprocher de leurs homologues mongols (section 15.4, p. 183).

Le lexique de la santé en tibétain est, d'une manière générale, très éparpillé entre de nombreuses racines. Si l'on prend l'exemple de la « santé » elle-même, on trouve déjà plusieurs formes non-apparentées telles que ལུས་ཚོར *lus tshor* (condition physique, état de santé), ཐང་པོ *thang po* (en bonne santé), འཕྲོད་བསྟེན *'phrod bsten* (santé) — c'est le vocable employé dans le nom tibétain de l'OMS : འཛམ་གླིང་འཕྲོད་བསྟེན་སྒྲིག་འཛུགས *'dzam gling 'phrod bsten sgrig 'dzugs*.

Il n'y a pas plus de rapport avec des lexèmes tels que དྲག *drag* (soigner, guérir), ན་ཚ *na tsa* et སྙུང་གཞི *snyung gzhi*, qui signifient tous deux « maladie », ni avec des champs sémantiques qui auraient pu être liés au lexique fondamental de la pharmacie : བཏབ *btab*, རྩི་ཤིང *rtsi shing*, ལྗང་པ *ljang pa*, ཤིང་ཚལ *shing tshal*, qui veulent dire « plante », ou དུག་གཏོང *dug gtong* (poison), où la racine porteuse du sens de « poison » correspond à la syllabe དུག *dug*, cousine du mot chinois 毒 *dú* (voir la sous-section 13.2.3, p. 164).

13.3.2.2 Japhug

À l'instar d'autres langues de la famille rgyalrongique (parlées dans la province actuelle du Sichuan 四川 en République populaire de Chine), le japhug[130, 131] a emprunté le སྨན *sman* (médicament) tibétain, sous la forme *smɤn*. Le terme y garde son sens et donne des dérivés tels que *srɯsmɤn* (médicament contre l'inflammation des sinus), construit simplement à partir de *srɯn* (inflammation des sinus).

Au travers de verbes dénominaux tels que *aɣɯsmɤn* (avoir un effet médical), qu'on interpréterait littéralement comme *« avoir du *smɤn* », et *nɯsmɤn* (guérir[119]), dont dérivent le réflexif *ʑɣɤnɯsmɤn* (se traiter) et le causatif *znɯsmɤn* (guérir avec), ce lexème s'étend au domaine médical. C'est ainsi que le terme *smɤnkhaŋ* portant le suffixe *-khaŋ* qui apparaît dans des noms de lieux (« école », « prison », « écurie », etc.) se traduit par « hôpital ». De même, *tɕhɯsmɤn*, dont le préfixe *tɕhɯ-* se retrouve dans des formations en rapport avec l'« eau », veut dire « source chaude, source thermale ».

Le japhug a fait de nombreux emprunts à la langue tibétaine : le *smɤnrɯɣ* (médicament), calqué sur སྨན་རིགས *sman rigs*, en est un exemple, au même titre que le སྨན་པ *sman pa*, devenu *smɤnba* (médecin). Ce dernier vocable a donné *qajɯsmɤnba* (sangsue), que l'on pourrait traduire littéralement par *« insecte-médecin » ou *« vers-médecin ».

---

119. Verbe transitif.

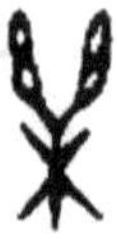

(a) 樂, *style ossécaille (domaine public).*

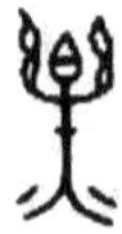

(b) 樂, *inscription sur bronze (domaine public).*

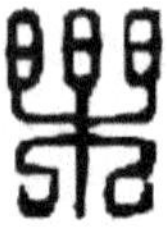

(c) 樂, *Grand sceau (domaine public).*

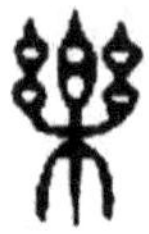

(d) 樂, *Petit sceau (domaine public).*

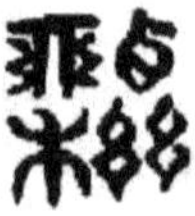

(e) 藥, *Grande sigillaire (modifié à partir de [211]).*

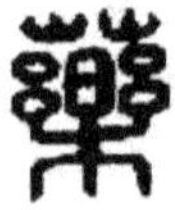

(f) 藥, *Grande sigillaire (modifié à partir de [211]).*

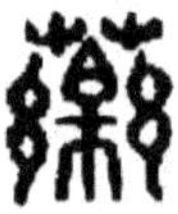

(g) 藥, *Grande sigillaire (modifié à partir de [211]).*

(h) 藥, *Petite sigillaire (modifié à partir de [211]).*

FIG. 5 : Sinogrammes 樂 *et* 藥 *tels que représentés dans les inscriptions, des témoignages oraculaires dits *« ossécaille » (du XIVe au XIe siècle av. J.-C.) au style de la Petite sigillaire ou Petit sceau (du IIIe siècle av. J.-C. au IIIe siècle ap. J.-C.), en passant par la Grande sigillaire ou Grand sceau (entre le XIIe et le IIIe siècle av. J.-C.)*

14
Famille turque

14.1 Ouzbek

En ouzbek [87], le « médicament » se dit soit *darmon*, associé à l'idée de « force », de « vigueur », soit *dori*. Les deux mots sont importés des langues iraniennes environnantes (sous-section 11.7.2, p. 126), influence que l'on retrouve dans *dorixona* (*« maison des médicaments » littéralement, c'est-à-dire « pharmacie »). L'étranger a également fourni le *davolanish* (traitement) ainsi que les verbes *davolanmoq* (suivre un traitement, faire une cure) et *davolamoq* (soigner, traiter). Parmi les possibles synonymes, on trouve *g'amxo'rlik* (soigner, sollicitude, soins), qui provient de *g'am* (chagrin, peine), d'origine turcique.

Le lexique d'origine arabe, qui donne *tabib* en parallèle de *shifokor* pour le « médecin » et *salomatlik* en parallèle de *sog'lik* pour la « santé », n'affecte pas le vocabulaire fondamental de la pharmacie, où les emprunts aux langues iraniennes occupent tous les emplois courants.

Ce lexique est par ailleurs tout à fait distinct de celui du *kasallik* (maladie) ou de la botanique, puisque la « plante » est désignée par un lexème d'origine, *o'simlik*.

14.2 Turc

Il ne semble pas que la langue turque [124, 129, 220, 221] utilise habituellement des mots d'origine turque dans son vocabulaire fondamental de la pharmacie : il faut se pencher sur des formes importées de l'étranger.

Dans le lexique général, près de neuf lemmes sur dix se basent pourtant sur des racines internes. Parmi les emprunts, qui sont donc minoritaires, une petite moitié vient de l'arabe, et un peu plus d'un tiers du français. Les quelques trois-mille lemmes résiduels sont majoritairement d'origine persane.

La « pharmacie » se dit *eczacılık* s'il s'agit de la « discipline » (le même vocable est employé pour la « galénique »), ou bien *eczane* lorsqu'il est question du « lieu ». Le radical qui forme ces deux dérivés se retrouve dans le nom du « pharmacien » : *eczacı*. L'étymologie de cette famille n'est plus du tout apparente à l'œil profane parce que les mots apparentés dans les autres langues sont à présent inusitées. Il s'agit en fait d'une formation arabo-persane qui donne primitivement le mot *eczane* comme la *« maison des produits chimiques ». La structure en est expliquée dans la sous-section 6.2.3.2 (p. 66).

Le « médicament » est cependant désigné par le nom d'*ilâç*, qui n'a pas de lien avec cette racine. De façon analogue, la « pharmacopée » peut être appelée, outre *farmakope* et *kodeks*, dont l'origine française est flagrante, *ilâçlar kitabı*. Cette dénomination met en évidence la provenance de l'*ilâç*, emprunté à l'arabe عِلَاج *'ilāğ* (voir sous-section 6.2.3.3, p. 66).

Un emprunt arabe se cache également derrière le lexème *tedavi* (traitement) et la formule *tedavi etmek* (littéralement : *« faire traitement », c'est-à-dire tout simplement « traiter »). On y reconnaît sans trop de difficulté le mot arabe تَدَاوٍ *tadāwin* qui dépend lexicologiquement de la base دَوَاء *dawā'* présentée dans la sous-section 6.2.3.3 (p. 66).

15
Langues prises en compte isolément

15.1 Basque

Le basque [33] a conservé principalement une famille d'origine pour le vocabulaire fondamental de la pharmacie, à savoir celle des termes *sendagai* (médicament, remède, prescription), *sendagailu* (médicament, médecine, remède) et *sendaki* (médicament, remède). Il s'agit du même radical que celui du nom *sendabelar* (« herbe médicinale », *belar* signifiant « herbe »), ou du verbe *sendatu* (aller mieux, guérir, soigner). Le sens premier est donné par ce verbe, qui permet de comprendre l'absence de séparation entre le « médicament » et la *sendagintza* (médecine, science médicale, profession médicale). À cheval entre ces deux domaines que le français distingue, on peut trouver l'adjectif *sendakor* (curatif, médicinal, qui soigne).

Les autres vocables signifiant « médicament », *farmako*, *botika*, *medikamendu* proviennent, on le voit aisément, du domaine roman dont l'influence est indéniable presque partout ailleurs, puisqu'on appelle *botikari* le « pharmacien » tandis que la « pharmacie » est nommée soit *farmazia*, soit *botika*. Les puristes les plus extrêmes utiliseraient les mots *sendagaisaltzaile* pour « pharmacien » et *sendagaitegi* pour « pharmacie », mais les personnes que nous avons rencontrées et qui parlaient le basque de manière courante n'utilisaient pas ces lexèmes, donnés par le dictionnaire uniquement.

De la même façon que le suffixe *-gai* indique le moyen, la « chose qui fait », le lexème *sendagile* (médecin) se construit avec le suffixe *-gile* de l'agent, de la « personne qui fait ». Il est synonyme de *sendagin*, de *mediku* et d'*osagile*. Ce dernier vocable est cousin de deux autres signifiant « médicinal », *osasungarri* et *osasunkor*. La famille est liée au concept d'*osasun* (santé), qui n'opère pas non plus de ségrégation entre « médecine » et « pharmacie » puisqu'un « remède » peut par exemple aussi être appelé *osasunbide*. En réalité, le sens premier doit être celui d'« intégrité », d'un « rapport entre un tout et une partie » : *osagai* veut dire « élément, composante », *osatu* « achever, compléter, unifier », et le nom *osagarri* admet les sens de « santé », de « cure, remède » et de « complément (grammatical) » !

Pour trouver d'autres résidus d'origine basque dans le lexique pharmaceutique, il est nécessaire de se tourner résolument vers la médecine, puisqu'on peut alors trouver des mots tels que *gaixotasuna* (maladie), qui ne semble pas apparenté : il signifie littéralement *« qui a la qualité de *gaixo* (pauvre, malade) ».

Le vocabulaire du « poison » tourne autour du radical représenté par *pozoi(n)* (poison, venin, toxique). Celui de la « drogue », appelée *droga*, incorpore un aspect de la pharmacie par le vocable *drogagile*, construit avec le suffixe -*gile* déjà évoqué, et qui désigne aussi bien le « fabricant de drogues » que le « pharmacien ». Quant au lexique botanique, le terme *landare* (plante) suffit à montrer qu'il n'est pas du tout apparenté à celui du médicament.

15.2 Coréen

Le coréen [90, 91] fait beaucoup usage, dans le vocabulaire fondamental de la pharmacie, du mot sino-coréen 약 *yak* (médicament), qui s'est écrit 藥 (voir p. 157). Le dérivé 약사 *yaksa*, auparavant orthographié 藥師, désigne le « pharmacien ».

Le « médecin » est appelé 의사 *uisa*. Il s'agit d'un mot sino-coréen autrefois écrit 醫師, où la première syllabe est une référence à la « médecine » tandis que la seconde indique la « personne ». Le début s'en retrouve dans un autre terme désignant le « médicament » : 의약 *uiyak* (littéralement : *« médicament de médecine »).

15.3 Japonais

Le sinogramme (traditionnel) fondamental du médicament, 藥, s'est simplifié en japonais [25] pour donner : 薬. Le système d'écriture du japonais fait que plusieurs lectures sont attachées à cet unique caractère, à savoir la lecture japonaise dite 訓読み *kun'yomi* : *kusuri* ; et la lecture sino-japonaise dite 音読み *on'yomi* : *yaku*. Isolé, avec le sens de « médicament », ce caractère 薬 se lit *kusuri*. Le sens du caractère, hérité comme dans toute la sphère d'influence culturelle chinoise, s'étend à toute « substance chimique servant une certaine utilité », c'est-à-dire à tout « explosif » ou « pesticide » notamment, ainsi qu'à l'« émail » par exemple. Sa signification est si large que l'expression 薬になる *kusuri ni naru* (littéralement : *« devenir un médicament ») veut dire « bénéficier (à quelqu'un) ».

Parmi les composés dérivés avec cette lecture, on trouve le 薬箱 *kusuribako* (boîte à pharmacie) et le 薬漬け *kusuridzuke* (littéralement : *« addiction, dépendance à un médicament », mais plus souvent utilisé dans le sens de « surmédication »), ainsi que le plus exotique 薬食い *kusurigui* (pratique consistant à consommer de la viande d'animaux, tels que le sanglier ou le cerf afin de se prémunir contre les maux hivernaux). Il est curieux que l'« annulaire » puisse être désigné dans de nombreuses langues (allemand, grec, hongrois, latin, etc.) comme étant le *doigt médical*, c'est-à-dire en japonais 薬指 *kusuriyubi*. Plusieurs explications ont pu être trouvées, mais aucune ne semble décisive : on pense immédiatement au doigt avec lequel on appliquerait certaines médecines et il pourrait s'agir du *« doigt du médecin » (homologue de l'*Arztfinger* allemand) avec un raccourci pour 薬師 *kusushi*, terme archaïque désignant le « médecin » ; mais, dans le contexte extrême-oriental, un lien avec la position des doigts dans certaines représentations du *« Bouddha de médecine » (Bhaiṣajyaguru) a pu être suggéré ; l'interprétation plus générale de *« doigt magique » a pu être avancée en considération d'autres appellations telles que *« doigt sans nom » (bulgare, finnois, hongrois, mongol, persan, russe, sanskrit, tatar, turc, etc.).

On trouve la lecture sino-japonaise dans d'autres composés, parallèles des dérivés chinois, tels que 医薬 *iyaku* (« médicament », littéralement : *« substance de médecine, préparation de médecine, médicament de médecine »), voire 医薬品 *iyakuhin* (produits médicaux et pharmaceutiques, drogue pharmaceutique), ou 製薬 *seiyaku* qui peut désigner une « manufacture de médicaments » (製 *sei* implique l'idée de « système », de « loi », de « règle ») ou plus généralement, en tant qu'apocope de 製薬業界 *seiyakugyōkai*, l'« industrie pharmaceutique », car 業界 *gyōkai* se réfère à l'« industrie ». Exactement de la même façon que dans le domaine sinophone, le lexique médical est séparé sur la base de caractères différents dans l'écriture, qui ont partagé un vocabulaire pourtant plus riche, car bénéficiant des imports chinois aussi bien que des vocables d'orgine japonaise.

On trouve également le sinogramme fondamental en position initiale dans 薬剤師 *yakuzaishi* (« pharmacien, apothicaire », littéralement : *« personne qui mélange, prépare les médicaments »), 薬学 *yakugaku* ([étude de la] pharmacie) et 薬剤学 *yakuzaigaku* (littéralement : *« art ou étude du mélange des médicaments », c'est-à-dire « pharmacotechnie »), qui suivent la même formation que dans les langues chinoises (voir la sous-section 13.2.2, p. 159). Pour parler de l'« étude des herbes médicinales », de l'« herboristerie » ou aujourd'hui également de la « pharmacognosie », on dira cependant plus directement 本草学 *honzōgaku* (本草 *honzō*, littéralement *« racine-herbe », dénote toute « plante » ou « herbe »). Toutefois, on a de la même manière 薬局方 *yakkyokuhō* (pharmacopée), formé sur 薬局 *yakkyoku* (officine de pharmacie), qui est synonyme de 薬屋 *kusuriya* et de ドラッグストア *doraggusutoa*, naturellement adopté de l'anglais *(drugstore)*. On peut noter enfin que deux lectures du caractère 湯 désignant l'« eau bouillante » donnent lieu à des dénotations significativement divergentes pour la combinaison 薬湯 : si elle peut toujours désigner un « bain médicinal », elle peut aussi vouloir dire « infusion médicinale, décoction » lorsqu'elle est lue *yakutō*, ou bien « source thermale » avec la lecture *yakuyu*.

Le terme archaïque japonais *kusushi* (médecin), orthographié 薬師 ou 医, montre une claire orientation d'un radical *kusu-* vers l'univers médical.

15.4 Mongol

Le mongol [155, 170, 240] construit son vocabulaire fondamental de la pharmacie principalement sur deux lexèmes : ᠡᠮ эм *em* en priorité, et plus accessoirement ᠳᠣᠮ дом *dom*.

Le ᠳᠣᠮ дом *dom* désigne initialement une « cérémonie destinée à chasser les maladies et les calamités ». Il s'étend ensuite à la « formule magique » ou au « remède magique » et correspond à une conception du « soin » en lien avec les rituels et la sorcellerie, avec une idée de « surnaturel » ou de « magie ». La personne qui le pratique est appelée ᠳᠣᠮᠴᠢ домч *domci* (sorcier) ; c'est aussi une manière de parler d'un

« guérisseur ». Il peut y avoir une nuance péjorative, notamment lorsqu'on considère que le sens des verbes dérivés домлох *domla-* et домнох *domna-* a glissé de « ensorceler, charmer, guérir » à « faire quelque chose avec négligence ou superficiellement, gâcher, bousiller ». Le nom de l'action attachée est домнол *domnal*, et le dérivé домнолго *domnaly-a* peut avoir le sens de « guérison magique ».

Dans la combinaison эм дом *em dom* (médicament magique, drogue magique, potion magique), c'est ainsi дом *dom* qui apporte la connotation magique. La dénotation du « médicament » est presque toute entière portée par эм *em*. Ce mot veut dire « médicament, sorcellerie » et entre dans de très nombreuses compositions.

Il couvre la « pharmacie » avec эм зүй *em züi*, bâti sur зүй *züi* (raison, principe, discipline), ou bien à l'aide de périphrases, notamment, эм үн ухаан *em ün uxayan* (*« science de l'*em* », c'est-à-dire « pharmacie »). Cette construction vient d'ухаан *uxayan*, qu'on trouve aussi sous la forme ухаа *uxay-a*, et qui correspond assez au λόγος *lógos* du grec ancien puisqu'il s'interprète comme « intellect, esprit, intelligence, raison, conscience, sens, voie, méthode » et par suite « science », sauf qu'il s'étend même au-delà avec des significations telles que « substance » ou « essence », que la tradition philosophique grecque et occidentale rattache plutôt à une notion d'« être » tout à fait différente des conceptions asiatiques.

Ce sont les mêmes racines qui forment, par des voies dérivées, les noms de la « médecine » : эмнэкү ухаан *emnekü uxayan* et эмнэлэг *emnelge* (qui se réfère au départ à un « traitement médical »). L'эм *em* connaît en effet une variation sous la forme du verbe transitif эмнэх *emne-*, ou эмлэх *emle-* (traiter, médeciner). Pour dire « guérir », on peut ainsi employer эмнэлэг кикү *emnelge kikü* (*« faire traitement » littéralement). Et c'est encore une fois avec le дом *dom* qu'on associe ces structures pour donner эмнэкү домнаху *emnekü domnaxu* (traiter médicalement). On peut également dire эмнэзү анагааху *emnezü anaγaxu* pour « guérir, soigner ». Le verbe анагаах *anaγa-* (guérir, soigner, traiter une maladie) est la forme causative (*« faire guérir ») du verbe intransitif анах *ana-* (aller mieux, guérir), qui s'utilise pour parler d'une blessure qui « guérit » par exemple. Ces verbes se retrouvent dans анагааху эм *anaγaxu em*, autre nom pour un « médicament ».

L'эм *em* donne de nombreux dérivés liés à son sens premier de « traitement », de « chose que l'on fait ou que l'on donne pour se débarrasser d'une maladie » : эм арга *em arγ-a* (remède) l'apparie avec арга *arγ-a* (moyen, méthode, solution) pour lui donner un sens plus figuré ; эм засал *em zasal* (cure, traitement médical) lui donne la coloration d'une « correction » puisque засал *zasal* (parure ou voile d'une femme mariée, traitement thérapeutique éventuellement surnaturel, correction) vient de засах *zasa-* (mettre en ordre, réparer, corriger, améliorer, décorer, châtrer) et que le заслага *zasalγ-a* a, en plus de son sens secondaire de « traitement », celui de « réparation », de « correction ».

Mais le même эм *em* est à l'origine du vocabulaire fondamental de la médecine par le biais, notamment, d'эмч *emci* (médecin, chirurgien, docteur), plus vivant peut-être que l'emprunt догтур *doγtur* (docteur). Le collectif эмч домч *emci domci* désigne ensemble les « médecins » et tout le « personnel médical », et le verbe transitif эмчлэх *emcile-*, qui donne l'acte correspondant эмчлэл *emcilel* (traitement, cure, remède), veut dire « guérir, soigner, traiter médicalement ».

Le vocabulaire fondamental de la pharmacie est formé sans dérivation en ce qui concerne la « pharmacie » en tant que lieu. À partir de ᠭᠡᠷ гэр *ger* (yourte, maison, domicile), on construit en effet tout naturellement ᠡᠮ ᠦᠨ ᠭᠡᠷ эм үн гэр *em ün ger* (pharmacie). On parle aussi de ᠡᠮ ᠪᠡᠯᠡᠳᠬᠡᠬᠦ ᠭᠠᠵᠠᠷ эм бэлтгэкү газар *em beledkekü γazar* pour une « pharmacie », puisque ᠪᠡᠯᠡᠳᠬᠡᠬᠦ бэлтгэх *beledke-* veut dire (préparer, arranger, équiper, fournir, se préparer) et ᠭᠠᠵᠠᠷ газар *γazar* « sol, terre, terrain, lieu, région, territoire, salle ». L'étranger a aussi fourni les mots ᠮᠠᠩᠬᠤᠢ *mangquγ* (sac à pharmacie, *« pharmacie portative »), venu du tibétain, et аптек *aptek*, directement importé du russe.

Du russe encore vient le nom de фармацевт *farmacevt* donné au « pharmacien ». Pour n'employer que des mots d'origine mongole, il faut avoir recours à des constructions plus descriptives. Celle d'ᠡᠮ ᠰᠤᠳᠤᠯᠤᠯᠴᠢ эм судлалч *em sudulalci* (pharmacien) se réfère à une personne qui réalise le ᠰᠤᠳᠤᠯᠤᠯ судлал *sudulul* (étude, recherche) au sujet de l'ᠡᠮ эм *em*. Ce vocable provient du verbe ᠰᠤᠳᠤᠯᠬᠤ судлах *sudul-* (étudier, faire des recherches). Le « pharmacien » est donc assimilé à un *« chercheur en *em* ». L'appellation la plus usitée est sans doute, toutefois, ᠡᠮ ᠨᠠᠶᠢᠷᠠᠭᠤᠯᠤᠭᠴᠢ эм найруулч *em nairaγuluci* (pharmacien). Le verbe transitif ᠨᠠᠶᠢᠷᠠᠭᠤᠯᠬᠤ найруулах *nairaγul-* (mélanger, composer, compiler, accorder un instrument de musique) est le causatif de l'intransitif ᠨᠠᠶᠢᠷᠠᠬᠤ найрах *naira-* (être en harmonie, être accordé, être ordonné). Il est remarquable que le mongol associe le fait de ᠡᠮ ᠨᠠᠶᠢᠷᠠᠭᠤᠯᠬᠤ эм найруулху *em nairaγulxu* (mélanger des médicaments, préparer une médecine, exécuter une prescription) et l'ᠡᠮ ᠦᠨ ᠨᠠᠶᠢᠷᠠᠭᠤᠯᠭ᠎ᠠ эм үн найруулга *em ün nairaγulγ-a* (préparation d'un médicament, composition d'un remède, exécution d'une prescription médicale) à une véritable « composition ». Il y a, en effet, une connotation toute artistique dans le lexème ᠨᠠᠶᠢᠷᠠᠭᠤᠯᠭ᠎ᠠ найруулга *nairaγulγ-a* (mélange, composition, œuvre littéraire, style, structure), que montre bien les adjectifs apparentés ᠨᠠᠶᠢᠷᠠᠭᠤ найруу *nairaγu* (harmonieux, paisible) et ᠨᠠᠶᠢᠷᠠᠭ найраг *nairaγ* (mélangé, composé, proportionné, symétrique, harmonieux, poétique).

Notons encore que concernant la « pharmacopée », assimilée à des « livres de médecine », ou « de prescriptions », on emploie soit ᠡᠮ ᠦᠨ ᠨᠣᠮ эм үн ном *em ün nom*, qui vient du vocabulaire religieux (ᠨᠣᠮ ном *nom* signifie « écriture sacrée, livre, enseignement »), soit ᠵᠣᠷ жор *zor* (prescription, livre de prescriptions). Ce dernier vocable, du tibétain སྦྱོར *sbyor* (mélange) donne aussi ᠡᠮ ᠦᠨ ᠵᠣᠷ эм үн жор *em ün zor* (prescription médicale).

Interprétation

16
Sources communes du vocabulaire fondamental de la pharmacie dans le monde

16.1 Grandes tendances onomasiologiques

Les sources du vocabulaire fondamental de la pharmacie montrent certaines grandes tendances.

Il existe tout d'abord assez souvent une racine principale portant le sens de « médicament ». C'est un trait absent de la famille indo-européenne prise comme un tout mais qui se retrouve à des échelles un peu plus réduites : l'ensemble des langues chinoises, par exemple, partage les descendants d'un étymon 藥/药 *yào*.

On peut aussi dire que l'ensemble des langues romanes partage la racine de notre mot *médicament*, mais cette racine *med-* n'est pas initialement liée au « médicament » en tant que tel : il s'agit plutôt, dans ce cas, d'une dérivation du vocabulaire médical considéré dans un rapport à une certaine autorité du professionnel de santé (sous-section 11.8.1.1, p. 131). On retrouve ce sens général en arabe avec le حَكِيم *ḥakīm* (sous-section 6.2.3.4.1, p. 68).

Ensuite, on aurait pu attendre davantage d'occurrences d'une étymologie du « médicament » le rattachant à une « plante ». C'est tout de même assez fréquemment le cas, par exemple pour le ថ្នាំ [tʰnam] khmer (sous-section 7.1.2, p. 72) ou pour le *zāles* letton (sous-section 11.2.1, p. 94).

Souvent, les vocables principaux servant à désigner le « médicament », le « remède », ont un sens étendu à la « substance chimique », voire au « poison ». Cela se retrouve par exemple en maori (section 8.3, p.84) ou, notamment, en grec (sous-section 11.5.2, p. 113). On pense naturellement à la citation suivante de Paracelse[120] :

> Toutes les choses sont poison, et rien n'est sans poison ; seule, la dose fait qu'une chose ne soit pas poison.

Les sciences pharmaceutiques illustrent en effet abondamment la continuité qui existe, pour les substances utilisées dans un but thérapeutique, entre leurs effets recherchés et leur toxicité.

Parfois, le domaine de la chimie s'est, à une certaine époque, confondu avec celui de la pharmacie. Cela a pu se produire en anglais, d'où l'emploi britannique de *chemist* pour parler du « pharmacien ».

La langue anglaise est par ailleurs tout à fait exceptionnelle dans son utilisation du mot *drug* pour parler à la fois des « drogues » et des « médicaments », mais pas des autres « produits chimiques ». La plupart des autres langues distinguent en effet ces deux dénotations, soit, comme en français, par la pragmatique (l'emploi en français du mot *drogue* pour désigner un « médicament » est exceptionnel dans la vie courante), soit, comme en russe, par une véritable ségrégation lexicale : la « drogue » y est en effet désignée par le vocable spécifique de наркóтик [nɐrˈkotʲɪk], non par le лекáрство [lʲɪˈkarstvə] évoqué à la sous-section 11.2.2 (p. 95).

Il existe très souvent, notamment dans les régions du monde où le rôle de dispensation du pharmacien est encore peu reconnu, une dénomination littérale du « pharmacien »

120. Intégralité de la citation [51] : *« Alle Dinge sind Gift, und nichts ist ohne Gift ; allein die dosis machts, daß ein Ding kein Gift sei. »*

comme *« vendeur de médicaments ». Cela est bien sûr lié à la conception de l'« officine » comme un *« magasin de médicaments ». Il y a donc une association fréquente entre l'idée de « commerce » et celle de « pharmacie ».

16.2 Pertinence du découpage linguistique

Les résultats lexicologiques remarquables sont structurés, dans la partie lexicologique du présent travail, en fonction d'une approche très classique en linguistique, à savoir celle du modèle généalogique hérité du comparatisme initialement indo-européen, approche exposée à la fin de la sous-section 3.3.1 (p. 40). Dans quelle mesure ce classement spontané est-il en adéquation avec l'organisation du vocabulaire fondamental de la pharmacie dans le monde ?

Une réponse laconique peut-être donnée ainsi : le découpage linguistique qui ordonne la présentation des résultats lexicologiques n'est pas pertinent vis-à-vis du vocabulaire fondamental de la pharmacie.

Il faut argumenter cette réponse en considérant les principaux niveaux d'organisation proposés, à savoir celui de la langue tout d'abord, et celui de la famille de langues liées par une relation reconstruite comme phylogénétique ensuite. Cette discussion peut se faire suivant deux axes complémentaires : l'un concernant l'homogénéité de chaque unité, l'autre concernant l'hétérogénéité entre des unités différentes.

Signalons au préalable que le découpage en familles phylogénétiques est l'objet de débats alimentés non seulement par des difficultés inhérentes aux sciences historiques, mais également par une forte composante politique. On peut citer l'exemple de l'éventuelle famille altaïque, dont le caractère phylogénétique est controversé, et qui ferait le lien entre le turc et le mongol, voire le coréen ou même le japonais. La question n'est pas tant de savoir si des similitudes existent que d'interpréter ces similitudes comme étant dues soit à une origine commune, soit à des contacts prolongés au sein d'une aire linguistique [105].

16.2.1 Homogénéité de chaque unité

L'homogénéité de chaque famille linguistique à l'égard du vocabulaire fondamental de la pharmacie est discutable.

En synchronie, si l'on a par exemple une unité remarquable au sein des langues chinoises (section 13.2, p. 157), la famille indo-européenne montre une forte dispersion des racines employées. À une échelle plus réduite, la famille germanique échoue encore à trouver une unité, et la seule langue allemande dispose de plusieurs mots désignant le « médicament » — *Arznei*, *Arzneimittel*, *Medikament* — vus à la sous-section 11.4.1 (p. 102). L'exemple de l'arabe offre un parallèle non-indo-européen avec les mots دَوَاء *dawāʾ*, عِلَاج *ʿilāğ* et عَقَّار *ʿaqqār* évoqués dans la sous-section 6.2.3.3 (p. 66).

En diachronie, la langue française offre un contre-exemple parfait : le remplacement de l'*apothicaire* par le *pharmacien* suffit à démontrer l'instabilité du vocabulaire fondamental de la pharmacie au cours du temps dans une même langue. L'arménien, présenté dans la sous-section 11.9.2 (p. 145), montre en outre que les vocables employés à différentes époques sont sujets à une répartition relevant davantage de l'aire linguistique que de la parenté entre langues.

16.2.2 Hétérogénéité entre unités distinctes

Cela nous amène à discuter de la pertinence de telles frontières quant au vocabulaire fondamental de la pharmacie.

Dans certaines situations, la ségrégation semble forte, c'est le cas par exemple du mot fondamental *dálkas* en same (section 10.3, p. 91), qui est complètement isolé.

Dans la plupart des cas néanmoins, d'abondants échanges ont cours. On pourrait reprendre presque textuellement ce qu'Henriette Walter, spécialiste du lexique de la langue française, écrivait en 2005 à propos du français [246] :

> Au cours de ce long voyage parmi plusieurs dizaines de langues qui ont laissé des traces dans le lexique [...], on a pu se rendre compte d'une réalité vraiment universelle : [...] les langues [...] ne connaissent pas de frontières [...]. Dans l'histoire des langues, le métissage est une donnée naturelle et constitue un premier pas vers la compréhension entre les peuples.

On observe ce phénomène entre langues isolées, par exemple en albanais (sous-section 11.9.1, p. 144), mais aussi entre familles. On peut penser à deux exemples historiques. Le premier est celui du sanskrit औषध *auṣadh*, qui a connu une diffusion dans le sous-continent indien mais aussi en Asie du Sud-Est puisqu'on le retrouve jusqu'au Cambodge (section 7.1.1, p. 71), bien qu'il tende aujourd'hui à être remplacé par d'autres lexèmes. Le deuxième exemple est celui du *chemist* anglais, qui a justement eu tendance à prendre la place des lemmes employés auparavant dans le monde indien comme dans les autres colonies britanniques, mais qui cède la place, à l'heure actuelle, au *pharmacist*.

On peut certainement expliquer la distribution de telles observations par des phénomènes de domination culturelle à l'origine de l'adoption de termes nouveaux, ou du moins étrangers, voire du remplacement d'éventuels vocables originels.

17
Domination culturelle

Si la diffusion de l'औषध *auṣadh* sanskrit et celle du *chemist* anglais ne se poursuivent plus significativement à l'heure actuelle et qu'elles apparaissent, somme toute, relativement anecdotiques de nos jours, quelques familles dominantes constituent l'essentiel du vocabulaire fondamental de la pharmacie à travers le monde.

17.1 Mise en évidence

On peut caractériser les grandes sources du vocabulaire fondamental de la pharmacie en ce qu'elles ont investi le lexique de très nombreuses autres langues que celle de leurs origines. Peuvent être recensées :

- la famille du φάρμακον *phármakon*, qui remonte au moins au grec ancien mais qui n'est pas d'origine indo-européenne et que l'on retrouve aujourd'hui dans toute l'Europe, en Amérique, dans de nombreuses anciennes colonies d'Afrique et d'Asie et, en fin de compte, quasiment sur toues les terres habitées ;
- la famille grecque de l'ἀποθήκη *apothḗkē*, qui a connu une diffusion européenne et vers l'Orient, en finnois et jusqu'en mongol, malgré le fait que l'*apothicairerie* soit tombée en désuétude en français ;
- les familles arabes et persanes de دَوَاء *dawāʾ*, عِلَاج *ʿilāǧ*, درمان *darmān* et دارو *dāru*, qui se sont répandues en Afrique sub-saharienne, en Europe méditer-

ranéenne, en Turquie et dans toute l'Asie centrale jusqu'aux confins orientaux du sous-continent indien ;

- la famille du 藥 *yào* chinois, que l'on rencontre naturellement dans toute la sphère d'influence culturelle chinoise, notamment dans toutes les langues sinoxéniques.

Nous avons expliqué en détail la diffusion des vocables venus du grec au sein des langues européennes et celle des lexèmes provenant de l'arabe dans le monde arabo-musulman et autour de l'océan indien.

17.2 Tendance actuelle et constitution historique

La tendance actuelle est à la diffusion accélérée du vocable anglais *pharmacy*. La diversité des résultats lexicologiques rapportés ne doit en effet pas masquer le fait que le mot *pharmacy* est très largement compris, quelle que soit la langue maternelle des locuteurs que nous avons rencontrés, à défaut d'être utilisé couramment.

Il faut replacer cette domination lexicale dans le contexte d'une domination linguistique, qui est elle-même la conséquence d'une domination culturelle. Celle-ci est due à des causes historiques et politiques (au premier rang desquelles se trouve la colonisation), mais aussi économiques, sociales et institutionnelles (notamment académiques).

L'influence de la colonisation est indéniable. On peut rappeler que la moitié environ des terres habitées sont ou ont été britanniques et que la quasi-totalité des Amériques est dominée par trois langues initialement européennes : l'anglais, le castillan et le portugais. On consultera pour mémoire la carte de la colonisation de l'Afrique (Fig. 6) : le lexique du colonisateur exerce toujours une influence considérable [137].

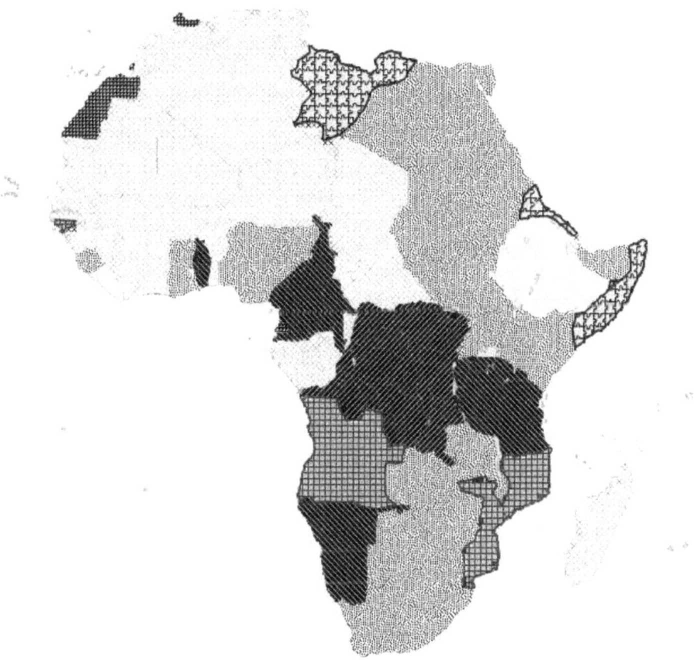

Fig. 6 : Carte des territoires africains sous domination européenne en 1913, repérés par les frontières actuelles. carrés : Portugal ; croix : France ; hachures descendant vers la droite : Allemagne ; hachures descendant vers la gauche : Belgique ; puzzle : Italie ; tramage en grains : Royaume-Uni ; triangles : Espagne. (modifié par l'auteur à partir d'une œuvre d'Eric Gaba, 2011, CC BY-SA 3.0)

Cependant, la seule colonisation, bien qu'elle soit le fondement de la mondialisation de la langue anglaise, ne fait pas tout, et d'autres facteurs bien plus récents renforcent toujours plus sa position dominante. En effet, l'anglais est aussi, dans bien des pays, la langue de l'ouverture sur l'international et celle de l'occidentalisation. La domination culturelle, politique ou économique est la principale[121] cause des changements de langue, donc du remplacement du vocabulaire. Elle passe par cinq facteurs possibles [205] :

- l'économie (exemple des zones touristiques, où l'anglais, de mise, est acquis spontanément par les populations locales) ;
- la politique (à l'encontre de langues minoritaires) ;
- l'histoire (c'est, par exemple, la colonisation déjà évoquée) ;
- l'attitude des locuteurs (c'est souvent l'identification de la langue anglaise à une voie d'accès linguistique à la prospérité économique qui explique son attrait dans différentes cultures [209]) ;
- la culture.

Sur ce dernier point, la place de l'éducation est capitale. Au XVIIe siècle déjà, les découvertes scientifiques, la diffusion nouvelle des informations, l'émergence d'un commerce d'envergure internationale et l'ouverture sur le Nouveau Monde renforcent le besoin d'une langue unique. Sur les ruines d'un latin momifié par l'érudition et la rhétorique classiques, l'anglais, poussé par la nécessité — religieuse, du fait de l'émergence du protestantisme — de se démarquer du continent, s'érige peu à peu en langue universelle. Il s'appuie pour cela sur une structure idéologique qui le propulse à la place que l'on sait lorsque la diffusion du français, demeuré cantonné aux cours européennes, ralentit à la fin du XIXe siècle [217].

Avec l'émergence du modèle académique contemporain, principalement au XXe siècle, la langue anglaise acquiert une

121. À côté des causes démographiques (catastrophes naturelles, guerres, génocides) et de la répression ouverte, comme dans le cas du kurde ou des langues amérindiennes [205].

hégémonie[122] sans précédent, sur la science et l'innovation, qui conditionne le vocabulaire de la pharmacie. Il faut remarquer, cependant, que la fin du XXe siècle confirme la domination du modèle américain, dans l'enseignement supérieur en particulier[123], et que le vocabulaire fondamental de la pharmacie tend à aller dans le même sens : en témoigne le remplacement de *chemist* par *pharmacist*, en Angleterre même, comme dans les autres territoires où l'on utilisait encore le terme *chemist* en héritage de la colonisation. Ce n'est donc absolument pas la langue anglaise par elle-même qui occupe une position dominante mais une culture associée aux États-Unis.

17.3 Perspectives de la domination lexicale

Ce n'est pas la première fois qu'une certaine société, culture ou civilisation exerce une domination lexicale dans un domaine scientifique. Afin de lutter contre la vision alarmiste que l'on peut fréquemment rencontrer en France au sujet de la francophonie ou face, du moins, à ce qui est perçu comme une invasion d'une culture unique[124], nous présentons quelques exemples permettant de mettre ce phénomène en perspective dans le cadre scientifique. Mais, quant au lexique français, on peut d'ores et déjà constater que l'influence de l'anglais est, d'une part, limitée et, d'autre part, très largement réciproque, au cours de l'histoire [247].

122. L'ouvrage de référence à ce sujet est celui de David Crystal [74].

123. Un exemple de conséquence fâcheuse pour les chercheurs qui, indépendamment de la qualité de leur travail, peinent à s'exprimer dans un anglais correct est donné par la référence [31].

124. On peut penser à certains ouvrages du linguiste Claude Hagège, tels que *Combat pour le français : au nom de la diversité des langues et des cultures* (2006) ou *Contre la pensée unique* (2012).

17.3.1 Perspective historique de la domination lexicale scientifique

Les trois exemples que nous rappelons sont : la domination de la langue grecque dans la Rome antique, celle de la langue arabe dans l'Ancien Monde médiéval et celle des langues anciennes sur le français des sciences à l'avènement de la période classique.

17.3.1.1 Trois exemples historiques

On a tendance à l'oublier, mais si la Grèce antique tombe sous la domination romaine, globalement au cours du IIe siècle av. J.-C., Rome est davantage illuminée par l'incroyable rayonnement de la culture grecque classique que l'inverse. En plus de jouer le rôle de *lingua franca* de toute la partie orientale de l'Empire, le grec de la période romaine est, en effet, la langue des élites intellectuelles, du savoir et de l'éducation, de la rhétorique et de la philosophie, de la poésie et de la science. C'est par imitation du modèle homérique que Virgile contorsionne[125] la langue latine ; c'est inspiré par Eschine, Démosthène et Isocrate que se développe l'art oratoire romain ; c'est d'une éducation grecque que rêvent les familles fortunées pour leurs héritiers et la majorité des empereurs romains fait preuve d'un philhellénisme remarquable. On a vu que la famille du φάρμακον *phármakon* était passée tout naturellement en latin, bien que sans entrer dans l'usage courant, et qu'elle y était restée au moins jusqu'au latin médiéval.

Dans l'Antiquité tardive et le Moyen Âge justement, le développement et la diffusion de la science arabe répandent

125. Le discours latin n'est en effet pas naturellement adapté au corset de l'hexamètre dactylique des grands poèmes épiques grecs, qui requiert beaucoup plus de syllabes longues que le latin classique n'en offre spontanément.

dans de très nombreuses langues des vocables liés aux domaines de la médecine, des mathématiques, de l'astronomie. Le vocabulaire français a par la suite beaucoup évolué, mais le lexique de la chimie, dans presque toutes les langues, est hérité de l'alchimie arabe, comme le montre aisément la nomenclature en chimie organique. On peut d'ailleurs trouver les racines de la chimie, donc de la pharmacie de l'ère industrielle, dans le développement de l'alchimie à partir de l'Antiquité [45].

Nous avons vu, enfin, que les profondes transformations du lexique (spécialisé, en ce qui nous concerne) lors de l'émergence du français classique ont consisté notamment en l'afflux massif de termes d'origine grecque (sous-section 11.8.1.3, p. 138) qui ont nourri et alimentent encore les mots de la science.

17.3.1.2 Synthèse

De ces exemples on peut retenir les points essentiels suivants concernant l'import de mots étrangers et les transformations du vocabulaire en sciences :

- ils correspondent à l'influence d'une culture scientifique dominante (de la sphère grecque sur la Rome antique, de la civilisation arabo-musulmane sur l'Occident dans son ensemble, de la culture gréco-romaine antique sur la Renaissance européenne, de la société américaine sur le monde occidental) ;
- ils répondent à un besoin de nommer des réalités nouvelles, soit que le signifié soit tout à fait inconnu parce qu'il vient d'être inventé ou d'être découvert (*alcool* emprunté de l'arabe), soit que les connotations attachées aux vocables disponibles ne satisfont pas ou plus exactement les nécessités de l'expression (*pharmăcŏpōla* importé en latin, termes transmis par la colonisation et servant à désigner les spécificités

de la médecine occidentale, comme les nombreux emprunts de mots apparentés au *docteur*, par exemple en wolof, voir la section 12.4, p. 152) ;

- ils sont naturels et spontanés ; très peu d'emplois de mots du vocabulaire scientifique ont, en effet, une histoire très longue : beaucoup sont apparus récemment, comme le prouve en français l'exemple du lexème *pharmacie* lui-même, puisqu'il signifiait exclusivement « laxatif » il y a encore quatre siècles seulement.

17.3.2 Du sens à donner à l'étymologie

Il convient dans tous les cas de modérer l'importance que l'on peut accorder à l'étymologie et de l'interprétation que l'on peut faire de ses enseignements, car le sens se construit prioritairement en synchronie, c'est-à-dire sans considération de l'histoire, par l'interrelation des champs sémantiques à une époque donnée. Le lexique de la santé propose malheureusement un exemple très convaincant s'il en fallait un.

La « bonne santé » se dit en effet स्वास्थ्य *svāsthya* en hindi [171] ; ce mot est évidemment lié au nom sanskrit de la स्वस्तिक *svastika*, symbole de « santé » et de « bonne fortune » donc, toujours utilisé à ce titre en Asie.

Les mouvements nationalistes que le monde germanophone a connus au XIXe siècle, rejetant l'héritage antique gréco-romain associé à une domination culturelle méridionale, a recherché des racines différentes. Ils en ont trouvé, par exemple, dans la mythologie nordique (opéras de Wagner, en particulier le cycle de *l'Anneau du Nibelung*), dans le folklore germanique (compilation de contes populaires par les frères Grimm [112]) et, notamment, dans la linguistique (avènement de la grammaire comparée des langues indo-européennes avec l'ouvrage de Bopp [233]). Les études indo-européennes ont justifié un lien entre les langues germaniques et les langues indo-aryennes. Leur interprétation anthropologique a nourri les fantasmes les plus absurdes et conduit à l'adoption de la svastika, associée au *« peuple aryen », par le régime nazi.

On ne peut que s'étonner de l'effroyable ironie du sort qui a fait d'un signe de bonne santé un symbole de la barbarie des hommes...On peut aussi remarquer l'importance de la notion d'« identité nationale » et du rejet d'héritages considérés comme étrangers, notamment culturels et lexicaux, dans la constitution d'une haine institutionnalisée.

Mais on voit que le lien entre la domination lexicale et l'histoire se fait principalement par des mécanismes liés à la notion d'« institution »[126]. Dans la définition de la *pharmacie* notamment, aucune analyse des déterminants institutionnels ne nous est connue ; c'est pourtant un aspect capital du discours de la modernité et de la continuité dans l'historiographie de la pharmacie.

---

126. Pour une brève introduction à cette notion, on pourra consulter la référence [166], qui l'aborde sous l'angle du droit. On rappellera simplement ici qu'une institution peut s'analyser selon les trois piliers suivants [210] : la régulation, la normativité et l'influence culturelle et cognitive.

18
Perspectives sociétales et historiographiques

Si la pratique de l'histoire comme activité de recherche scientifique ne peut s'abstraire de son ancrage dans une historicité, c'est parce que cette activité engendre et est engendrée par une discussion avec le présent, avec l'époque à laquelle l'historien l'exerce.

Ainsi, bien que l'histoire se distingue de la fiction par une volonté constante de *« scientificité » [239], ou plutôt pour cette raison même, il en résulte un conditionnement intellectuel de la manière de problématiser le fait advenu, du fait du contexte historique de l'activité de l'historien et qui lui est inhérent. Il en découle aussi une comparaison permanente entre le passé et le présent, comparaison qui est motivée, au moins partiellement, par des objectifs relevant du temps présent et que l'historiographie doit mettre en lumière.

Ce chapitre présente les motivations institutionnelles favorisant l'interprétation dans l'historiographie de la pharmacie avant de considérer quelques exemples.

18.1 Motivations institutionnelles

18.1.1 Contexte de la pratique historique

18.1.1.1 Cadre effectif de l'historiographie de la pharmacie

Il faut tout d'abord noter que l'histoire de la pharmacie, lorsqu'elle n'est pas produite, comme il arrive parfois, par une personne relevant d'une autre profession de santé, est principalement le fait de pharmaciens, qui retracent l'histoire de leur profession.

Bernadette Bensaude-Vincent et Isabelle Stengers ont souligné, dans leur *Histoire de la chimie* [45], les implications historiographiques que peut avoir une telle configuration dans l'espace intellectuel où se pratique la discipline : il en ressort une incontournable partialité. Parce que l'histoire qu'il dit le touche lui-même quant à la place qu'il occupe dans son époque, le pharmacien est soumis à ses propres aspirations, exprimées, tues ou inconscientes, pour sa profession et la manière dont elle est ou sera perçue par le public, contemporain principalement.

18.1.1.2 Continuité, discontinuité et discours historique

Il y a à la fois, on l'a vu, une volonté de se présenter, pour les pharmaciens, comme continuateurs et comme révolutionnaires. Pour concilier ces deux points de vue apparemment contradictoires, on peut les considérer non comme des fins en soi mais comme des moyens.

Le temps manque pour produire une étude psychologique et sociologique de l'activité historienne telle qu'elle est exercée par les pharmaciens à leur propre sujet, mais on peut considérer que cette activité, parce qu'elle produit un discours, sous-tend une relation de pouvoir [115].

Ainsi, on justifie le prestige d'une catégorie professionnelle par un rôle de continuateur d'une tradition historique valorisée par la société occidentale ; et on présente simultanément le pharmacien comme facteur d'une certaine évolution définie comme un progrès par cette même société — encore une fois parce que cela s'accorde à ses valeurs collectives (la « santé » notamment).

Il s'agit dans les deux cas d'argumenter en faveur d'un ascendant, d'une responsabilité et d'une valorisation du rôle qu'il a à tenir, donc d'asseoir sa place et son pouvoir au sein de la société et de son système de santé.

18.1.2 Motivations institutionnelles de la continuité historique

18.1.2.1 Continuité et prestige

En histoire de la pharmacie, l'héritage et les similitudes entre le présent et le passé sont invoqués dans le but, conscient ou non, de produire sur le public visé une impression d'ancienneté, de tradition, de continuité et, par là, de constituer, d'affermir et de justifier un certain prestige.

Faut-il rappeler la tardive reconnaissance d'une profession séparée pour l'exercice de la pharmacie ? On en trouve la première trace légale en Occident dans un texte des constitutions de Melfi (également appelées « édit de Salerne ») promulgué au XIIIe siècle par Frédéric de Hohenstaufen (Frédéric II, en tant qu'empereur des Romains) pour la Sicile (Annexe B.8, p. 253). Il dispose notamment la séparation des personnels et des biens entre pharmacie et médecine et la production des médicaments par le pharmacien sous la supervision du médecin. Cette ségrégation, qui se transpose évidemment dans le vocabulaire fondamental de la pharmacie, relève de l'intérêt des pharmaciens.

18.1.2.2 Référence à la profession médicale

Nous avons évoqué dans un précédent mémoire [225], dans le cadre du conflit d'intérêts, la structure institutionnelle de l'autorité en matière de santé, à savoir l'établissement, par une reconnaissance institutionnelle, d'un pouvoir devant servir un intérêt de santé publique. Il s'agit ici d'atteindre à l'honorabilité, à la légitimité[127], à l'autorité de la profession médicale par rapport à laquelle se définit nécessairement la profession pharmaceutique. On peut lire dans cette optique l'évolution du serment des apothicaires issu de l'urbanisation et de la formation des corporations au Moyen Âge vers l'actuel serment de Galien.

18.1.3 Motivations institutionnelles de la rupture historique

18.1.3.1 Discontinuité et progrès

L'innovation, c'est-à-dire ce en quoi l'époque présente se démarque de son héritage et des pratiques révolues, est quant à elle invoquée avec l'objectif conscient ou non de donner l'impression d'un progrès par rapport aux époques antérieures.

Les travaux historiques commentant la notion de « modernité » et celle, liée, de « progrès », surtout à partir de la Révolution industrielle en Europe, nous intéressent moins parce que le « progrès » est dans le domaine sanitaire, sur les échelles de temps qui nous concernent, plus facile à définir : il peut être mis en relation avec une observable telle que la mesure de l'espérance de vie à la naissance donnée par exemple par des études de démographie.

---

127. Ce concept est défini par Mark Suchman, sociologue dont il est le thème de prédilection, de la manière suivante [224] : Legitimacy *is a generalized perception or assumption that the actions of an entity are desirable, proper, or appropriate within some socially constructed system of norms, values, beliefs, and definitions.* « La *légitimité* est une perception ou une supposition généralisée selon laquelle les actions d'une entité sont désirables, convenables ou appropriées dans le cadre d'un certain système socialement construit de normes, de valeurs, de croyances et de définitions. »

18.1.3.2 Cas de la pharmacie et du charlatanisme

En ce sens, le pharmacien a intérêt à se présenter comme celui par qui l'on soigne de mieux en mieux au fil de l'histoire, d'où l'importance qui peut être accordée dans l'historiographie de la pharmacie à la notion d'« innovation ». Pour cette raison, la continuité historique de la pharmacie se construit aussi par l'agrégation des avancées thérapeutiques et des inventions techniques qui les permettent, dans une visée de démarcation d'avec un passé associé au charlatanisme et qui va conséquemment à l'encontre du projet de gain d'autorité et de valorisation.

Ainsi on observe facilement que 1777, date à laquelle Louis XVI distingue la corporation des pharmaciens de l'épicerie (et affirme donc légalement le monopole pharmaceutique), marque en France une rupture certainement plus importance pour l'historiographie de la pharmacie que dans la perception du métier par le public de l'époque.

Le commerce des remèdes s'était incorporé à celui des épices, que l'urbanisation, montant face au régime féodal dans la deuxième moitié du Moyen Âge, organisait au fil du XIIe siècle dans une communauté de métiers qui serait ensuite appelée *corporation*. La petite révolution de 1777 correspond donc en l'acquisition par l'une de ces corporations, celle des apothicaires, d'un statut particulier. Les changements concernant l'exercice de la profession ont donné lieu à de nombreuses frictions avec les autres corps de métier (notamment ceux des médecins, des herboristes et des épiciers), mais le véritable bouleversement tient à la nature juridique de l'acte. Cette évolution, favorable en fin de compte aux futurs pharmaciens, répond à un mouvement plus général dépassant le cadre de la corporation des épiciers qui correspond à une évolution de la terminologie officielle : le roi institue un *Collège de pharmacie*, non d'« Apothicairerie ».

Parce qu'il y a une reconnaissance légale de la pharmacie, une *institutionnalisation*, l'affirmation, également, d'un prestige particulier, il s'agit d'une innovation majeure dans l'histoire de la pharmacie telle qu'elle est perçue et élaborée par les pharmaciens ensuite. On comprend ainsi que cette révolution repose essentiellement sur une *« juridicisation » du vocabulaire fondamental de la pharmacie. Nous expliquons à la sous-section 18.2.5.2 (p. 224 et suivantes) dans quelle mesure cela a pu affecter la langue directement.

18.1.4 Problématisation institutionnelle

18.1.4.1 Impossibilité en principe de l'objectivité

La motivation première de tout historien est la curiosité. C'est une ressource individuelle et gratuite dans le sens qu'elle est culturelle et non utilitaire. Mais par cette vocation culturelle l'individu s'engage dans une historicité où l'on peut lire, avec davantage de recul, des enjeux différents, qui concernent le niveau institutionnel.

Les pharmaciens qui se livrent à l'activité historique ne lui portent pas nécessairement un regard d'historien : l'histoire ne consiste pourtant pas à énumérer des faits au cours d'une pratique anodine car, si objective qu'elle se rêve, elle élabore un discours un tant soit peu partial dont Foucault a montré qu'il était un instrument au milieu de ce qu'il appelle un *dispositif* et, en particulier, d'un réseau, de rapports, d'enjeux de pouvoir.

18.1.4.2 Dépendance vis-à-vis des institutions de la pharmacie

Or le pharmacien-histo-rien de la pharmacie ou de la santé plus généralement, en tant que membre de la société affecté d'un rôle particulier et issu de par sa formation (scientifique, intellectuelle, humaine) d'institutions[128] qui détiennent un pouvoir et garantissent par exemple son autorité, produit rarement un discours historique neutre. Ne parvenant généralement pas à s'abstraire de ces motivations institutionnelles, il ne peut au contraire que juger, donc commenter mais aussi justifier, appuyer, consolider les relations de pouvoir actuelles, par l'évocation de la continuité ou de la rupture par rapport au passé, selon l'orientation de ces institutions à l'égard des faits révolus qu'il organise[129].

Ainsi le pharmacien est-il attaché à une certaine idée du prestige de sa profession et de son honorabilité que lui auront inculquée sa formation, à savoir l'université et les stages, mais aussi, et en rapport avec cela, son expérience, professionnelle (officinale, hospitalière, industrielle, académique, externe), humaine, sa propre expérience d'usager du système de santé, etc. L'image qu'il a de sa profession au sein d'une histoire lui vient majoritairement d'un enseignement implicite lié aux lieux d'étude et d'apprentissage, à des codes appris par la pratique et le contact avec la communauté des pairs, celle des aînés, bref, à un phénomène de socialisation qu'il conviendrait d'étudier plus avant, d'un point de vue, donc, sociologique.

---

128. Éducatives, professionnelles, ordinales, associatives, sociales, etc.

129. On peut notamment comparer au ton critique méticuleux de l'*Histoire de la chimie* de Bernadette Bensaude-Vincent et d'Isabelle Stengers [45], qui mettent en œuvre les démarches consensuelles de la science historique quant à l'analyse critique des sources — démarches héritées de l'école méthodique et de l'érudition allemande des années 1870 à la Première Guerre mondiale —, l'atmosphère laudative d'ouvrages tels que celui d'Yvan Brohard [53] (par exemple dans sa préface), qui peut aller jusqu'à la grandiloquence pratiquement hagiographique de l'*Histoire contemporaine des médicaments* de François Chast [63].

18.1.4.3 Idéologie du pharmacien-historien

On ne peut donc pas affirmer que, parce que la motivation personnelle est gratuite, le regard porté par le pharmacien sur l'histoire de ses institutions et sur sa place dans la société puisse être neutre, ou, pas davantage, objectif. Au contraire, les cadres de pensée construits, notamment, par sa formation induisent forcément une lecture particulière des faits, un questionnement influencé par ces milieux, une problématisation historique qui peut être qualifiée d'*institutionnelle*, une idéologie.

À ce sujet, l'intéressant point de vue de Dominick LaCapra définit une idéologie par les cinq critères suivants [147] :

- elle fait passer les intérêts d'une fraction pour ceux de l'ensemble de la société ;
- elle se légitime, se justifie par cette *« mystification »[130] ;
- elle présente ce qui change au cours de l'histoire comme immuable ;
- elle implique l'acceptation et l'intériorisation de l'hégémonie d'un groupe par tous ;
- elle oppose un ordre et un sens à ce qu'elle perçoit comme un chaos.

Dans l'historiographie pharmaceutique, surtout depuis les derniers siècles (nous n'avons en effet pas eu la possibilité matérielle de nous informer de manière satisfaisante sur l'historiographie ancienne), le rôle de ce que nous avons appelé *institutions (de la pharmacie)* a été déterminant dans l'idéologie qui ordonne la lecture du fait historique. Il faut

130. La formulation originale pourrait laisser entendre qu'une idéologie est nécessairement une tromperie intentionnelle. Nous tenons au contraire que, dans le cas d'une réflexion sur le rôle de tel ou tel professionnel de santé, l'idéologie est simplement une donnée devant être prise en compte dans l'analyse comme un biais potentiel.

entendre par là l'appareil de formation et d'organisation de la profession, qui figure, pourtant hors des cadres de la productivité et de l'État, ce qu'Althusser nomme en 1970 *appareils idéologiques d'État* (familiaux, scolaires, culturels, politiques, syndicaux, d'information, etc. par opposition aux *appareils répressifs d'État* que représentent l'armée, la police, le gouvernement, l'administration, etc.) [27].

L'ordre des pharmaciens entre notamment dans ces définitions, non par son pouvoir de régulation (qui serait un *« appareil répressif »), mais par son ambition de représentation et d'unification de la profession pharmaceutique. Notons que l'ambition de représentation n'est légale que concernant « la pharmacie auprès des autorités publiques et auprès des organismes d'assistance » [70, art. L. 4231-2] car, comme le rappelle un document de présentation publié par l'ordre des pharmaciens lui-même [24, p. 6] :

> c'est le rôle, nécessaire et légitime, des syndicats de « défendre les intérêts matériels et moraux » de leurs mandants. Les prérogatives des Ordres [*sic.*] ne sont pas, quant à elles, des instruments de défense d'intérêts corporatistes.

18.2 Exemples de questions de société

Dans ce cadre idéologique, le vocabulaire fondamental de la pharmacie est une question centrale puisqu'il définit la profession et qu'il véhicule par ailleurs nécessairement un cortège de connotations dont le maniement est influencé par nos cadres de pensée. Cela n'est évidemment pas une particularité, ni de notre société, ni de notre langue, et l'on en trouve une illustration dans le passage du plaidoyer de Cicéron que nous citons à la page 132.

Nous évoquons dans cette section quelques exemples actuels à la suite d'un exemple historiographique. On pourrait encore étudier les questions de gouvernance concernant le déplacement du niveau national à l'échelle internationale (européenne notamment) du droit pharmaceutique ou concernant le coût des traitements, ou encore les transformations du métier officinal par rapport à des clients ayant un accès facilité à l'information, par rapport à la prise en charge des pathologies chroniques ou par rapport à la sortie en ville de traitements auparavant réservés à l'hôpital.

18.2.1 Historiographie du passage de l'apothicairerie à la pharmacie

En France, l'historiographie de la pharmacie s'articule juridiquement autour d'un décret de 1777 par lequel Louis XVI institue un Collège pharmacien. Nous avons évoqué ce texte à la section 18.1.3.2 (p. 209) pour expliquer son importance, qui repose sur sa nature juridique. Mais c'est sur l'officialisation du vocable de *pharmacie* que l'historiographie de la pharmacie porte habituellement son attention, car le vocabulaire est une voie d'expression incontournable de l'idéologie [180] (la référence [113] en donne une illustration frappante).

S'il est bien un endroit où l'idéologie que nous mettons en évidence s'exprime avec une force particulière, c'est dans la volonté[131] de faire du passage lexical de l'*apothicaire* au *pharmacien* le reflet d'une transformation soit scientifique, soit sociale. Mais l'histoire prouve assez que l'idée de santé publique n'est alors pas une priorité absolue et que 1777 ne correspond à aucune avancée thérapeutique majeure. Les railleries de Molière à l'encontre des médecins pourraient

131. Voir l'illustration parfaite que donne le titre de la référence [146] : *De l'apothicairerie d'autrefois à la pharmacie d'aujourd'hui.*

s'appliquer aussi bien un siècle plus tard, tout comme les vers suivants, que Perrault donne en 1694 au début de son conte *Peau d'âne* au sujet de la mère de Peau d'âne qui se meurt :

> Partout on cherche du secours,
> Mais ni la Faculté qui le grec étudie[132],
> Ni les charlatans ayant cours,
> Ne purent tous ensemble arrêter l'incendie
> Que la fièvre allumait en s'augmentant tou-
> jours.

Une transformation majeure pour l'exercice de la pharmacie doit pourtant être recherchée, quoique lente et diffuse, au niveau du Moyen Âge. C'est en effet le développement du commerce qui doit être regardé comme le facteur déterminant dans l'émergence des villes, des marchés et des corporations qui structureront à terme la profession. La ville de Montpellier en est l'exemple le plus emblématique : née en un point d'échange (par opposition aux centres anciens qui se trouvaient sous la dépendance d'un seigneur), c'est elle qui accueille en France la plus ancienne faculté de médecine.

À ce propos, le décret de 1777 ne montre pas autre chose que l'influence croissante de l'université puisqu'on peut certes y lire la définition du monopole pharmaceutique (c'est le roi qui parle) :

> Défendons aux épiciers et à toutes autres personnes de fabriquer, vendre et débiter aucuns sels, compositions ou préparations entrantes au corps humain en forme de médicament[,]

mais précédée de l'explication suivante :

---

132. Il s'agit bien évidemment de la faculté de médecine

> sur ce qui concerne la pharmacie : nous avons considéré qu'étant une des branches de la médecine, elle exigeoit des études et des connoissances approfondies[.]

Ainsi, s'il n'est pas possible de voir dans ce texte une transformation véritablement scientifique, il y a sans nul doute un changement académique essentiel : il s'agit du rattachement d'un artisanat préexistant à une structure de pouvoir, l'université, institution qui émerge elle-même en s'émancipant des pouvoirs en place[202]

18.2.2 Pharmacie et grande distribution

Dans les relations récentes entre la pharmacie d'officine et la grande distribution, il faut souligner qu'un rapprochement se fait dans les deux sens : d'une part, la grande distribution paraît chercher à éroder le monopole pharmaceutique afin d'étendre l'éventail des produits qu'elle propose ; d'autre part, les petites officines de pharmacie disparaissent au profit de grandes, voire de très grandes surfaces.

18.2.2.1 Grande distribution et monopole pharmaceutique

Le premier aspect est souvent évoqué par les pharmaciens et par leur ordre, et pour cause : il semble remettre en question le monopole pharmaceutique. L'argument principal avancé contre l'ouverture à la grande distribution de la vente de certains médicaments est la protection de la santé du patient. L'argument principal avancé par la grande distribution en faveur d'une telle ouverture est la commodité pour les clients. On le voit, ce sont deux aspects de la définition de la « pharmacie » qui se font face : d'un côté la protection de la santé, de l'autre la distribution (au sens juridique) des produits de santé.

Le débat ne porte pas tant sur la santé du patient ou sur le monopole de professionnels que sur l'exercice effectif du monopole pharmaceutique par un groupe d'établissements particulier. En effet, la grande distribution propose notamment d'ouvrir l'exercice de la pharmacie par des pharmaciens à d'autres lieux que l'officine de pharmacie, c'est-à-dire à un établissement pharmaceutique inclus dans un complexe commercial.

Ce n'est donc pas directement la santé du patient qui est en jeu. Celle-ci se trouverait menacée, néanmoins, du fait que les pharmaciens exerçant sous le contrôle d'un établissement de la grande distribution seraient soumis à des pressions mercantiles. C'est donc une relation de pouvoir qui est en jeu. On pourrait répondre que de telles pressions mercantiles existent également actuellement en officine de pharmacie et qu'elles expliquent peut-être, au moins partiellement, l'attrait de la pharmacie pour la grande distribution.

18.2.2.2 Disparition des petites officines

Ce second aspect est beaucoup moins abordé par les pharmaciens et par l'ordre. Citons l'exemple de la pharmacie de la Gare de Roissy-en-Brie (Seine-et-Marne) [183] ou celui de la parapharmacie Medi-Market en Belgique [218], établissements de plus de 1000 mètres-carrés chacun. Dans ces conditions, on peut assez légitimement se demander dans quelle mesure la définition de la pharmacie telle qu'elle est prônée par les institutions liées aux pharmaciens reste appropriée. Le premier thème de communication de ces établissements sur leurs sites Internet respectifs est en effet le prix très accessible de leurs produits.

Si la santé des patients et l'accessibilité financière des produits de santé est, comme elles l'avancent, la priorité des institutions pharmaceutiques, on peut aussi s'interroger sur l'existence de multiples groupements concurrents rassemblant des officines de pharmacie entre elles[133] à la place d'une immense association commune qui permettrait de faire pression sur l'industrie pharmaceutique lors de la négociation des prix à un niveau régional voire national, à la manière de l'Assistance publique pour les hôpitaux. Cet exemple suffit à démontrer qu'il serait faux de prétendre que la dimension mercantile ferait la différence entre les deux camps, celui de la pharmacie et celui de la grande distribution.

18.2.2.3 Interprétation

Il ne s'agit en vérité pas prioritairement de la sécurité des patients mais d'une question de pouvoir, et la définition de ce qu'est ou de ce que doit être la « pharmacie », c'est-à-dire le vocabulaire fondamental de la pharmacie, constitue le centre de ce débat. Dans cette dispute de pouvoir, l'intérêt des pharmaciens est en jeu, mais celui des patients (celui de la société) n'est peut-être pas aussi directement menacé qu'on peut l'entendre en écoutant les premiers. En effet, le témoignage d'une personne que nous avons rencontrée, Krishna Patel, diplômée de pharmacie à l'université Paris-Descartes et ayant pu comparer les systèmes officinaux en France et aux États-Unis en 2016 et en 2017, estime par exemple que les garanties pour la santé des patients ne sont pas moindres outre-Atlantique, même au sein de la grande distribution. Celle-ci ne contrôle notablement pas l'acte pharmaceutique lui-même, qui relève de la seule compétence du professionnel de santé.

Les choix juridiques français doivent être discutés à la lumière des critiques et des recommandations apportées par la Cour des comptes, qui consacre toute une partie de son *Rapport sur l'application des lois de financement de la sécurité*

133. Les membres d'un tel groupement ont par exemple approché l'auteur sur la base de seuls critères ethniques.

sociale de 2017 [145] aux problématiques du coût des médicaments. La Cour donne au chapitre IX le titre suivant : *Le coût de distribution des médicaments : une dépense importante, des gains d'efficience nécessaires*. Elle montre que le pharmacien d'officine est particulièrement protégé par le cadre juridique, fustige l'opacité de sa rémunération et dénonce les marges importantes retenues au cours de la distribution des médicaments génériques, limitant les économies que l'assurance maladie devrait faire grâce à la substitution. Considérant l'extrême densité du réseau officinal français par rapport aux autres pays européens, la Cour des comptes recommande aussi d'accélérer le regroupement des pharmacies et la disparition des officines de petite taille.

La manière française d'appliquer de manière restrictive le monopole pharmaceutique ne doit pas être considérée comme un progrès par rapport à toute autre manière : il s'agit d'un choix juridique et non d'une nécessité, comme le prouve le fonctionnement de systèmes différents, qui peut être satisfaisant à l'aune de nos propres valeurs concernant le rôle du pharmacien. On peut citer un passage du rapport de la Cour des comptes [145, p. 438] portant sur l'« ouverture du capital des officines à des non-pharmaciens » et sur le remplacement consécutif du « monopole officinal par un monopole du pharmacien » :

> la dispensation des médicaments continuerait à s'inscrire dans un indispensable environnement sanitaire et dans des conditions d'indépendance professionnelle dont l'Ordre national des pharmaciens serait le garant, comme il l'est déjà au demeurant pour l'ensemble des pharmaciens salariés, quelles que soient leurs activités.

L'étude du lexique fondamental de la pharmacie montre suffisamment que la pharmacie s'est exercée différemment, en adéquation avec le système socioculturel, à d'autres époques. La comparaison de toutes ces données avec la définition de l'idéologie à la page 212 peut être informative ; dans le cas de la grande distribution, elle révèle l'affrontement entre deux idéologies, l'une représentée par les acteurs de la grande distribution, l'autre par les institutions de la pharmacie et les pharmaciens.

18.2.3 Des spécificités de la pharmacie

On peut mettre en parallèle la discussion qui se tient au niveau européen concernant la question de savoir si le diplôme de pharmacien doit conditionner l'accès à certains postes : cette question concerne notamment les titulaires des officines de pharmacie, ainsi que, en France, le poste de *pharmacien responsable* dans l'industrie pharmaceutique, simplement appelé *personne responsable* dans la législation de l'Union européenne. On note qu'il n'y a pas significativement plus d'incidents ailleurs en Europe qu'en France : le facteur déterminant n'est pas tant le titre ou le diplôme de pharmacien que l'expérience de la personne désignée.

De même, le public français peut regarder d'un œil sceptique l'institution de la *Food and Drug Administration* (*« Administration des aliments et des médicaments ») aux États-Unis, considérant qu'il faut donner au médicament un statut particulier avec une sécurité accrue par rapport aux aliments. Un médecin de l'unité de gériatrie aiguë de l'hôpital Saint-Antoine à Paris, Gaëlle Cosqueric, est cependant d'avis, en 2014, que l'alimentation, qui correspond à une exposition du public à certaines substances qui est exceptionnelle du fait de sa fréquence, ne devrait pas faire l'objet d'une attention réduite par rapport à quelque autre produit que ce soit. La France suit d'ailleurs, comme tous les pays développés, une politique de ce type dans le contrôle de la qualité de l'eau potable[134], qui n'est pourtant pas un médicament. Enfin, l'affaire Mediator [225] a montré que l'agence française du médicament n'avait pas pu garantir la sécurité des patients du fait de problèmes, liés à des conflits d'intérêts, bien mieux gérés outre-Atlantique, notamment concernant la *Food and Drug Administration.*

18.2.4 Pharmacie et industrie

De même, les scandales sanitaires des dernières décennies donnent lieu dans les médias à une idéologie résolument opposée à l'industrie pharmaceutique, héritière du tournant chimique de la pharmacie à l'époque industrielle.

On peut discuter cette image entachée à la lumière du fait que l'industrie est presque l'unique source des financements de la recherche. Une approche plus mesurée de l'économie de la santé permet de comprendre dans quelle mesure cette image encore une fois liée au mercantilisme, au mépris supposé de la santé humaine, est partiale. Dans notre société occidentale munie du modèle économique qui est le sien, il est de toute façon insensé de demander à des entreprises, au prétexte que leur production ou leurs services intéressent la santé, de ne pas faire de profit, car c'est leur raison d'être juridique.

18.2.5 Considérations actuelles sur le français

Nous abordons dans cette ultime sous-section deux points qui peuvent être interprétés comme des remarques et qui replacent le vocabulaire fondamental de la pharmacie sous une lumière de nouveau plus proprement linguistique :

134. Les cours d'hydrologie que l'auteur a reçus à l'université Paris-Descartes n'ont eu aucun mal à le justifier.

la question de l'orthographe du mot *pharmacie* et celle de l'emploi du vocable de *pharmacienne*.

18.2.5.1 Orthographe de *pharmacie*

Dans les langues écrites à l'aide de l'alphabet latin, on observe deux tendances orthographiques pour l'écriture du mot *pharmacie*. Si le français et l'anglais le font en effet commencer par <ph>, l'italien et le castillan remplacent ce digraphe par <f>. Certains systèmes, comme celui de l'allemand, hésitent ou ont hésité entre les deux possibilités.

Il faut d'abord remarquer que dans tous les cas la prononciation est la même : elle fait intervenir la consonne fricative labio-dentale non-voisée, notée [f] dans l'alphabet phonétique international [32]. Le phonème correspondant est habituellement associé à la lettre *f* dans l'alphabet latin. Les systèmes adoptant la graphie <ph> introduisent donc une confusion en autorisant deux écritures possibles (mais souvent une seule acceptée) pour un même son.

La raison invoquée est toujours celle de l'étymologie. L'origine grecque de la famille du mot *pharmacie* est ainsi censée justifier cette entorse à une transcription fidèle de la langue. Cela mérite un éclaircissement, car il n'y a en première approche aucune raison pour que la combinaison des lettres *p* et *h*, habituellement associés, respectivement, à la consonne occlusive bilabiale non-voisée [p] et à la consonne fricative glottale non-voisée [h] (lorsqu'elle existe phonologiquement), soit spontanément interprétée de la même manière que le graphème <f>.

Les emprunts au grec ancien comportant la lettre φ (phi) sont systématiquement écrits en latin classique à l'aide du digraphe <ph>. La phonétique historique permet de faire correspondre le phonème grec noté <φ> à une variante aspirée du phonème noté <π> en grec classique, et qui correspond à notre lettre *p*. Si le radical *pharma-* s'écrit en latin avec

<ph>, c'est donc parce qu'à l'époque du grec classique le mot grec était prononcé avec un phonème assimilable à /p^h/.

Entre-temps, l'évolution de la langue a confondu les phonèmes notés par <ph> et par <f>. Cette évolution s'est produite au plus tard immédiatement après l'époque du latin classique, de sorte que toutes les langues romanes sont uniformément affectées. On peut remarquer que la transformation de la langue grecque au cours des siècles lui a fait connaître le même changement (sous-section 11.5.4, p. 117).

Dire que la graphie <ph> est héritée d'états antérieurs par opposition à une écriture récente est cependant faux. L'orthographe figée du français est en effet une invention tardive et l'écriture a, auparavant, beaucoup hésité entre l'origine grecque avec la variante <ph>, et la fidélité vis-à-vis de la prononciation avec la variante <f>. Molière écrit de même *le Misantrope* (1666, [235]) et *Psiché* (1671, [169]) et les éditions successives du dictionnaire de l'Académie française témoignent, concernant cette indécision, d'une versatilité de nos jours oubliée [151].

Ce n'est pas un hasard si la graphie *ph-* est aujourd'hui en usage dans des langues, le français et l'anglais, associées à une orthographe *« historique » et éloignée de la prononciation : c'est précisément au cours des XVIIe et XVIIIe siècles que les autres langues romanes modernisent leur orthographe et éliminent ce digraphe <ph> devenu superflu.

La question d'une réforme orthographique ne concerne pas en français les mots de la famille de *pharmacie*, certainement parce que leur fréquence les rend familiers aux francophones non touchés par l'illettrisme. Mais, on l'a vu, cette question se pose, ou du moins s'est posée, à une époque relativement récente dans le cas de l'orthographe allemande par exemple (sous-section 11.4.1, p. 101).

18.2.5.2 Féminisation du *pharmacien*

Il existe depuis plus d'un demi-siècle un débat sur la légitimité de l'utilisation du mot *pharmacienne* comme désignant une « personne de sexe féminin, diplômée en pharmacie ».

Le premier point à considérer est le suivant : cet emploi existe pragmatiquement [186]. Le débat porte sur la question de savoir s'il faut l'admettre comme *« correct » ou non. Il s'agit donc d'une question qui n'intéresse pas directement la linguistique ni la science. Aussi, le *Trésor de la langue française* donne la définition suivante pour le mot *pharmacienne* au féminin [186], que le *Dictionnaire de l'Académie française* intègre dans son édition de 1935:

> **1.** Femme exerçant la profession de pharmacien, généralement dans une officine. [...]
> **2.** *Fam.* Épouse du pharmacien. [...]

Le second point à considérer est que si cet emploi (le premier signalé par le *Trésor de la langue française*) existe, c'est qu'il procède de mécanismes *« corrects », ou plus précisément *réguliers* au sein du système linguistique français ; et que s'il est contesté, c'est qu'il heurte une certaine idée de « correction » chez au moins une partie des locuteurs, qui voudraient réserver le terme à l'« épouse d'un pharmacien ».

Le débat, qui ne concerne d'ailleurs que la France, semble toujours vivant puisqu'il fait l'objet d'une section intitulée *Pharmacien - pharmacienne* de la page de discussion[135] de la version francophone de l'encyclopédie participative *Wikipédia* concernant l'article intitulé *Pharmacien*,

135. Les pages de discussion de l'encyclopédie *Wikipédia* en constituent les archives, notamment en ce qui concerne les articles qu'elle héberge : les informations qui y sont publiées ne peuvent pas être modifiées et les changements apportées à ces pages ne peuvent consister qu'en des ajouts ultérieurs, attribués à leur auteur et datés.

au moins entre 2011 et 2017. L'auteur peut également donner l'exemple d'une personne diplômée en pharmacie d'environ cinquante ans rencontrée dans une officine en 2010: « D'abord on dit *un pharmacien*, homme ou femme » ; la personne titulaire de cette même officine répond au téléphone, au moins entre 2010 et 2014, par : « Claudine [X] , pharmacien ».

Pourtant, cette question fait déjà l'objet d'une publication argumentée dans la *Revue d'histoire de la pharmacie* en 1953 [238]. L'avis étayé par les usages historiques donné dans la quatrième réponse résume la situation de la manière suivante : « Alors, pourquoi résister à la tendance populaire et cesser d'appeler *pharmacienne* une femme exerçant la pharmacie ? Pour obéir, peut-être, à la lettre de la loi, qui n'a créé que le titre de *pharmacien* ? [...] Il est d'ailleurs fâcheux que la loi de Germinal ait adopté, pour désigner le praticien dûment autorisé après examen, le mot de *pharmacien,* qui existait déjà dans la langue sans la notion de diplôme et qui s'est partiellement maintenu dans ce sens. » Ainsi, comme le rappelle Lionel Jospin, alors Premier ministre, à la fin de la préface du *Guide* du Comité de féminisation de 1999 [43] :

> [...] contrairement à certaines idées reçues, il n'y a pas de difficulté à féminiser la plupart des métiers, grades, titres et fonctions. Il y en a d'autant moins que le français l'a fait couramment jusqu'au siècle passé.

En conclusion, à la question de savoir s'il est *« correct » d'appeler *pharmacienne* une « femme diplômée en pharmacie, ou exerçant la pharmacie », la langue française, en diachronie comme en synchronie, donne une réponse positive. Le malaise que manifestent certains locuteurs trouve sa source dans des causes juridiques (voir aussi p. 209), extralinguistiques et même extrasociétales, liées à la neutralisation des titres dans la langue du droit. Il relève de l'hypercorrection sociolinguisitque, d'autant que ses causes ont à peu près disparu du fait de textes officialisant la féminisation, puisqu'il reconstruit un emploi de *pharmacienne* réservé à l'« épouse d'un pharmacien » qui n'existait pas.

Remarquons enfin que depuis la publication au *Journal officiel* de la loi du 17 mai 2013 ouvrant le mariage aux couples de personnes de même sexe [135], cette position pseudoconservatrice devient tout à fait incohérente puisque une femme exerçant la pharmacie ne pourrait selon elle être appelée *pharmacienne* alors que son épouse n'exerçant pas la pharmacie devrait être désignée ainsi…

Discussion et conclusion

Perspectives futures et présentes

φάρμακον ἡμῖν αὐτὸν τελεώτατον
καὶ ἄριστον φαρμάκων ἐπιστήμην
εὐχόμεθα διδόναι [136]

Deux manières d'ouverture doivent conclure le présent mémoire. La première consiste à rappeler les limites de ce travail et, en conséquence, les voies de recherches qui restent ou se sont ouvertes. La seconde complète et résume les réponses à la problématique par une perspective légèrement différente de celles que nous avons déjà abordées, ce qui fait apparaître, nous l'espérons, l'insignifiance du chemin que nous avons parcouru.

18.3 Perspectives de recherche

Aux deux directions (lexicologie et interprétation) que nous avons suivies correspondent des perspectives de recherche différentes.

18.3.1 Avancées touchant à la lexicologie

Nous avons justifié dès le début de la partie méthodologique (sous-section 3.1.2, p. 35) l'inexhaustivité du présent travail comme une nécessité. Les possibles recherches ultérieures pourront chercher à analyser et à réduire les lacunes laissées en accumulant davantage de données selon trois axes :

136. « Prions [qu'on] nous donne [le] *phármakon* le plus achevé même et le meilleur des *phármaka*, [la] connaissance » [12, p. 254].

- un axe que l'on pourrait qualifier de *géographique* concernant la variété des idiomes, langues, dialectes ou familles abordés (il s'agira, par exemple, de recenser et de comparer le vocabulaire fondamental de la pharmacie dans d'autres langues que celles que nous avons abordées) ;

- un axe historique étudiant plus complètement l'évolution au fil du temps du vocabulaire de la pharmacie dans chacun de ces groupes (en éclaircissant des étymologies que nous n'avons pas vues notamment) ;

- un axe thématique ou sémantique s'intéressant à compléter les résultats sur le vocabulaire fondamental de la pharmacie et à l'étendre à un lexique plus largement défini (visant notamment d'autres signifiés que ceux que nous avons choisis pour notre définition du vocabulaire fondamental de la pharmacie à la sous-section 3.2.3, p. 39).

18.3.2 Définition de la « pharmacie »

Les réflexions portant sur la place des professionnels de santé, parce qu'elles doivent accompagner leurs pratiques tant qu'elles existeront, ne connaissent pas de fin. La perspective de ces recherches s'enrichit des résultats précédemment établis, non pas comme d'un corpus de règles (sous-section 17.3.2, p. 202) mais comme d'une aide à la réflexion sur le temps présent, car — c'est ce que nous avons tenté de montrer — la définition de la « pharmacie » est un sujet de recherche par essence toujours ouvert, par exemple.

La manière que nous avons d'appréhender la pharmacie dans un réseau de relations de pouvoir et de tentatives de légitimation est peut-être inhabituelle, et certainement inconfortable par moments, mais elle a déjà fait l'objet de travaux en sciences humaines, par exemple en anthropologie. Elle constitue même le sous-titre d'un ouvrage dédié [26].

18.4 Situation contemporaine de la profession pharmaceutique

Les savoirs propres à la pharmacie ne se sont pas agrégés soudainement à un instant de l'histoire de l'humanité pour former un patrimoine de connaissances communes pour la profession pharmaceutique. Ils résultent d'une élaboration progressive dépendant du lieu et de l'époque et que celui qui ne se penche pas sur les traces du passé ne peut que deviner.

18.4.1 Rôle traditionnel

Si l'on part du « médicament » comme concept central de la pharmacie, le vocabulaire fondamental ne nous mène pas à une définition univoque d'une profession associée. Préparateur, médecin, marchand, sorcier, guérisseur, chimiste, magicien, mais aussi chercheur [83, 84] ou vendeur de sucre [249], on a beau chercher au cours de l'histoire notre définition actuelle du métier de pharmacien en France, on peut la trouver dans une multitude de catégories socioprofessionnelles et culturelles. Cela s'explique aussi par le fait que le « médicament » lui-même recouvre une multitude de conceptions selon le lieu, l'époque, les croyances et les religions, l'idée que les hommes se font ou se sont fait de ce que sont le « corps », la « santé », la « maladie », la « mort ».

Ce qui semble constant néanmoins, c'est la possibilité d'interpréter quel acteur joue le rôle du « pharmacien » avec la donnée d'un système socioculturel que la langue reflète nécessairement, bien qu'elle ne connaisse peut-être pas une évolution aussi rapide. Autrement dit, le concept de « pharmacien » et la place qu'occupent les professionnels correspondants se négocient en fonction du contexte offert, ou plutôt imposé, par la société : contexte démographique tout d'abord, contexte juridique aussi, contexte sociologique et bien sûr contexte de santé publique entre autres.

18.4.2 Rôles émergents

Dans les changements qui remanient profondément notre conception de la profession de pharmacien, on peut comprendre ainsi l'émergence du concept de « dispensation », qui peut correspondre au *conseil officinal* que l'on trouve plus fréquemment hors du langage juridique. On peut en effet considérer cette notion comme une modification apportée à la définition de la *pharmacie*.

L'histoire législative de la dispensation esquissée dans l'introduction à la sous-section 1.1.3 (p. 23), qui est le point de départ de nos investigations, nécessite une information complémentaire, à savoir que la notion de « dispensation » est introduite dans la codification du monopole pharmaceutique (art. L 512 du *Code de la santé publique*, abrogé en 2000 [70]) par l'art. 2 de la loi du 8 décembre 1992 relative à la pharmacie et au médicament [134, p. 16888]. Il s'agit donc d'une notion légale extrêmement récente.

On peut trouver d'innombrables exemples de transformations contemporaines de l'idée du rôle du pharmacien. Nous en avons évoqué quelques uns dans la section 18.2 (p. 213) à la lumière des idéologies animant les débats que la société et son appareil juridique tranchent en définitive. Chaque question implique en fin de compte celle de la définition du « pharmacien », donc de la « pharmacie ». Si l'on devait résumer très brièvement les évolutions récentes, il faudrait insister sur le fait que le rapport au patient se transforme. Un certain régime de la crainte [39] hérité de la médicalisation de la pharmacie (dont le vocabulaire fondamental de la pharmacie montre à quel point elle peut être à la fois nouvelle et ancienne) laisse parfois place, à l'officine, à une relation différente, impliquant notamment une plus grande méfiance vis-à-vis de la pharmacie et de l'industrie et une information devenue beaucoup plus accessible du fait des nouvelles technologies. Cela justifie un rôle différent des professionnels de santé qui doivent être capables de gérer, de par leur expérience et leur formation, les masses d'informations disponibles relatives à la santé.

Il faut garder à l'esprit, dans notre réflexion sur les professions pharmaceutiques, deux éléments :

- la perspective historique et géographique très étendue que nous avons acquise par l'étude du vocabulaire fondamental de la pharmacie et qui permet de relativiser tout avis en regard de ce qui se fait ou s'est fait ici ou ailleurs ;

- l'appareil idéologique qui produit et entretient ces avis, les paradigmes, les manière de considérer les choses, les hommes, les institutions elles-mêmes et ce métier.

Les deux s'accordent sur ce point : on ne peut pas s'abstraire de tout contexte, mais avoir conscience de notre dépendance vis-à-vis de tels déterminismes ou de telles influences permet de prendre du recul sur le tumulte des débats en cours.

La connaissance de l'histoire, de la géographie, de la sociologie, etc. n'indique aucunement la direction à suivre, ni les choix à faire, ni les avis à adopter, ni les décisions à prendre, ni les propositions à suggérer. Mais, élargissant notre champ de vision, elle nous permet, hissés par l'expérience des autres hommes du passé et du présent sur leurs épaules de géants, de porter nos regards toujours plus loin.

Annexes

A
Conventions suivies

A.1 Conventions formelles

A.1.1 Conventions typographiques

Les mots en langue étrangère (autre que le français) mentionnés, transcrit ou translittérés suivant un système d'écriture susceptible de brouiller la distinction avec le corps du texte le sont en **italiques** ; exemple : le mot anglais *pharmacy*. Ce n'est pas le cas des mots en langue étrangère mentionnés à l'aide de systèmes d'écriture tels qu'une confusion soit peu probable (exemple : le mot grec φάρμακον) ; dans ce cas, une transcription ou une translittération accompagne le texte.

Les mots français sont écrits en **italiques** lorsqu'on désigne leur signifiant, c'est-à-dire les lexèmes eux-mêmes ; exemple : le mot français *mot*. Les titres d'œuvres, quel que soit leur système d'écriture, sont également écrits en italiques suivant les conventions françaises habituelles ; exemple : l'*Ἰλιάς (Iliade)* d'Homère.

Les mots français sont encadrés de **guillemets « »** lorsqu'on désigne leur signifié, leur sens, l'objet, l'idée ou la notion auxquels ils se réfèrent ; exemple : la notion de « médicament ». Afin d'alléger la notation, ces guillemets sont remplacés par des **parenthèses ( )** si elles doivent être utilisées concomitamment, notamment lorsqu'un ou plusieurs mots français explicitent le sens d'un mot étranger qu'il suivent immédiatement ; exemple : le mot grec φάρμακον (médicament).

Les mots français sont placés entre **guillemets** et précédés d'un **astérisque** *«   » lorsqu'on désigne le sens littéral d'une expression ou une interprétation approximative ; exemple : le sens littéral de *« plante-médecine ». Il en est de même pour l'interprétation sous la forme d'un nom ou d'une description d'un élément pictural figuratif ou non. Dans ce cas, les guillemets sont présents même lorsque des parenthèses les encadrent directement.

Les autres formes précédées d'un **astérisque** * ne sont pas attestées ; exemple : la forme conjecturale proto-indo-européenne **lēgios*.

A.1.2 Conventions bibliographiques

Du fait de l'abondance de références multiples aux mêmes documents généraux, nous avons décidé d'alléger le corps du texte et de limiter les références aux **ouvrages lexicographiques**.

L'expérience personnelle de l'auteur et les **témoignages** directs de locuteurs de telle ou telle langue, qui en relèvent, ne donnent lieu à aucune mention bibliographique.

Les références bibliographiques des **œuvres citées ponctuellement** sont indiquées au niveau de la citation ou de la mention. Leur régime de propriété intellectuelle est donné au même endroit le cas échéant.

Hormis celle d'Ibn Rushd (p. 68), qui est citée à partir de la référence [35], toutes les **traductions** sont celles de l'auteur. À l'exception du premier texte hittite de la section 11.1 (p. **??**), nous restons au plus près d'une traduction littérale à partir de la version originale, afin de rendre les ambiguïtés des textes originaux, sans traduction intermédiaire.

A.1.3 Ordres de présentation

A.1.3.1 Ordre des langues

Les **idiomes** sont donnés dans l'ordre alphabétique latin de leur nom le plus approprié, c'est-à-dire de leur nom en français s'il est géopolitiquement et culturellement adéquat, ou de leur autonyme (nom d'une langue dans cette même langue), sinon.

De même, les **familles de langues** sont données dans l'ordre alphabétique latin de leur nom le plus consensuel en français. Les **autres groupes de langues** (qui ne forment pas une famille phylogénétique) sont donnés à leur suite avec entre eux un classement par ordre alphabétique latin.

A.1.3.2 Ordre des graphies

Par défaut l'écriture traditionnelle est donnée en premier, suivie s'il y a lieu de la transcription correspondante et de la traduction. Pour faciliter la lecture de la section 6.1 utilisant l'**égyptien hiéroglyphique**, la transcription y est toutefois donnée avant les multiples graphies potentielles.

Les **sinogrammes** qualifiés en Occident de *traditionnels* sont également appelés 正體/正体 *zhèngtǐ* (standard, orthodoxes), 繁体/繁体 *fántǐ* (complexes) ou 老 *lǎo* (anciens), mais toutes ces variantes étant idéologiquement et politiquement orientées, il n'en est pas fait usage dans ce travail. De même, leur plus grande valeur étymologique et historique motive le fait que les caractères traditionnels soient donnés avant les caractères simplifiés.

A.1.3.3 Ordre et choix des reconstructions

Les langues sinitiques présentées au chapitre 13.2 faisant l'objet de plusieurs systèmes de reconstruction de leurs états préhistoriques, nous en sélectionnons certains.

Des reconstructions du **chinois médiéval** présentées, la première, toujours très simple, est destinée au grand public

[143], tandis que la seconde est plutôt destinée aux spécialistes puisqu'elle constitue une spéculation de phonétique historique due à 郑张 (Zhengzhang).

Les deux systèmes qui font autorité concernant le **chinois archaïque** sont donnés le cas échéant dans l'ordre suivant : Baxter-Sagart [42], qui est plus récent, puis Zhengzhang [258]. On rappelle que le système de Baxter-Sagart signale par des **crochets [ ]** les phonèmes de nature incertaine, et par des **chevrons < >** les infixes.

A.2 Conventions linguistiques

A.2.1 Orthographe

Si une norme existe pour l'écriture d'une langue, celle-ci est suivie. En cas de difficulté, la priorité est donnée à l'usage traditionnel s'il satisfait à la condition suivante : l'écriture traditionnelle n'est considérée que si elle correspond à un élément important d'identité culturelle, par exemple si elle a une valeur historique. Les cas de systèmes d'écriture imposés pour des raisons politiques ne répondent pas à ce critère. Ainsi, nous notons l'**ouzbek** à l'aide de l'alphabet latin, comme il est d'usage depuis 1995.

Lorsque plusieurs écritures traditionnelles sont concurrentes, la plus utilisée ou la mieux documentée est choisie. Par exemple, nous choisissons pour le **norvégien** le standard d'écriture bokmål. Si aucune écriture traditionnelle n'est plus utilisée que les autres, la plus prestigieuse est favorisée. La question ne se pose pas toujours : la seule version de l'écriture **pehlevi** à laquelle nous avons matériellement (d'un point de vue informatique) accès est celle des inscriptions monumentales.

À défaut de tout autre critère, l'alphabet latin est privilégié.

Dans le cas de l'**irlandais**, le prestige et l'attachement identitaire traditionnel à l'écriture gaélique (dite aussi *onciale insulaire*) de l'alphabet latin nous poussent à la donner simultanément à l'écriture garalde usuelle.

Pour le **mongol**, le pragmatisme nous fait doubler l'écriture traditionnelle mongole ᠮᠣᠩᠭᠣᠯ ᠪᠢᠴᠢᠭ Монгол бичиг *Mongγol bičig* de l'alphabet cyrillique, largement utilisé en Mongolie depuis les pressions soviétiques des années 1930 et jusqu'à nos jours. En outre, des raisons évidentes de commodité nous font préférer une écriture horizontale au sens vertical traditionnel.

A.2.2 Systèmes de transcription

Par défaut les transcriptions se veulent phonologiques et se basent sur l'alphabet phonétique international [32]. Dans le cas des langues anciennes, une graphie usuelle existe souvent ; dans ce cas, elle est suivie.

L'**amharique** est transcrit à la suite de sa translittération selon le système de l'ouvrage de référence [153].

La romanisation du chinois **cantonais** standard suit le système *jyutping* promu par la Société linguistique de Hong Kong (*Linguistic Society of Hong Kong, LSHK*).

Le moyen **égyptien** est transcrit comme il est d'usage en égyptologie, c'est-à-dire sans vocalisation notamment, avec l'unique approximation suivante : du fait de contraintes informatiques, on note *3* le phonème représenté par le hiéroglyphe du *« vautour » 𓄿 et qui correspondrait selon les recherches les plus récentes à une liquide (de type /l/ ou /r/).

À une romanisation trop peu vivante du **grec moderne**, une transcription phonologique a été préférée, tirée de celle du dictionnaire [256].

La transcription du chinois **hakka** suit pour des raisons de temps la méthode pha̍k-fa-sṳ. Les lecteurs sont invités à s'intéresser au système de romanisation taïwanais (台灣閩南語羅馬字拼音方案) aussi dénommé tâi-lô et officiellement recommandé par le ministère de l'Éducation de la République de Chine.

Puisque la grammaire n'intéresse pas ce travail, le **japonais** est transcrit presque suivant la méthode Hepburn dite modifiée, qui privilégie la fidélité à la prononciation par rapport à la régularité grammaticale maintenue par la norme ISO 3602; la seule différence est que nous choisissons de noter ぢ (ou son équivalent ヂ) et づ respectivement *dji* et *dzu* (au lieu de *ji* et de *zu*, plus proches de la prononciation bien qu'ambigus), afin d'assurer l'interconvertibilité.

Le chinois **mandarin** est transcrit suivant la norme ISO 7098, plus connue sous l'appellation *pīnyīn* (拼音).

Le foochow romanisé, ou bàng-uâ-cê (BUC, 平話字/平话字), est utilisé pour transcrire le chinois **mindong**.

Le chinois **minnan** est transcrit par défaut, comme son dialecte spécifique hokkien, en pe̍h-ōe-jī (POJ, 白話字/白话字). Le cas échéant cependant, le dialecte teochew est romanisé suivant le système peng'im (潮州話拼音方案) élaboré par le département de l'Éducation de la province de Guangdong en République populaire de Chine.

Du fait de l'absence de standard international, qui redoublerait de toute manière la translittération du hindi, l'**ourdou** est transcrit phonologiquement.

Pour le **persan**, le système proposé par la République Islamique d'Iran à la dixième conférence des Nations Unies pour la standardisation des noms géographiques est suivi pour sa simplicité.

Nous faisons le choix de transcrire le **russe** à l'aide de l'alphabet phonétique international plutôt que de le translittérer.

La prononciation des **sinogrammes** au chapitre 13.2 correspondant aux langues chinoises est celle du chinois mandarin, sauf indication contraire.

Du fait de la difficulté de trouver et d'apprendre à manier un système consensuel pour le chinois **wu**, une transcription phonologique basée sur l'alphabet phonétique international est mise en œuvre.

A.2.3 Systèmes de translittération

Malgré l'absence de standard officiel, l'alphasyllabaire **guèze** est translittéré afin de faciliter les recherches ultérieures selon un usage répandu ne soulevant aucune difficulté.

La translittération de l'**arabe** s'inspire celle qui est en usage à la BnF, qui complète la norme ISO 233-2:1993 sur certains points indéterminés. Nous choisissons toutefois de donner explicitement les finales.

L'alphabet **arménien** est translittéré suivant la norme ISO 9985.

L'alphabet **cyrillique** est romanisé suivant la norme ISO 9: 1995 lorsqu'il ne concerne pas la langue russe qui, elle, est transcrite phonétiquement.

La **devanagari** est translittérée d'après la norme pour les langues vivantes ISO 15919: 2001.

Concernant le **grec ancien**, le système de translittération suivi est le système dit *scientifique*, de tradition érasmienne, utilisé par les hellénisants et qui permet sans ambiguïté l'interconversion entre les écritures grecque et latine.

Pour éviter d'alourdir le texte, l'emploi des **hiéroglyphes égyptiens** sans translittération est choisi.

L'écriture **pehlevi** est translittérée comme il est d'usage dans le domaine des études iraniennes.

La romanisation du **sanskrit** suit la norme IAST *(International Alphabet of Sanskrit Transliteration)*.

La translittération de l'alphasyllabaire **tamoul** suit la norme ISO 15919: 2001.

Le **tibétain** est romanisé suivant la méthode Wylie [254].

B
Textes originaux évoqués

On trouvera ci-après, la version originale en langue étrangère des longs passages dont la traduction est donnée dans le corps du texte, dans l'ordre de leur apparition.

B.1 L'*Enseignement de Ptahhotep* (p. 56)

La 15e maxime de l'*Enseignement de Ptahhotep* [133, 194, 195, 197] se lit en hiératique, de droite à gauche sur le papyrus Prisse, de la fin de la ligne antépénultième du fragment égyptien 188 de la BnF (`ark :/12148/btv1b8304611x`) à la deuxième ligne de la colonne de droite du fragment égyptien 189 de la BnF (`ark :/12148/btv1b8304612b`).

Le Papyrus Prisse, qui date de la XIe dynastie (du XXIe au XXe siècle av. J.-C.) comportant certaines lacunes, nous suivons le papyrus 10409 du British Museum, qui remonte à la XVIIIe dynastie, pour les segments 200, 201, 208, 209, 212, 213 et 214:

[197] 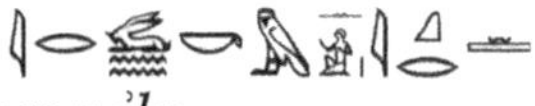

ỉr wnn.k m z ỉḳr

[198] 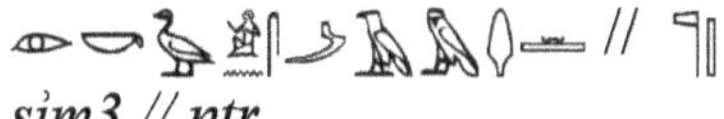

ỉr.k z3 n sỉm3 // nṯr

[199] 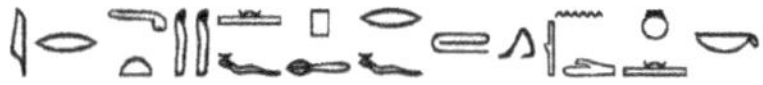

ỉr mty.f pẖr.f n ḳd.k

[200] 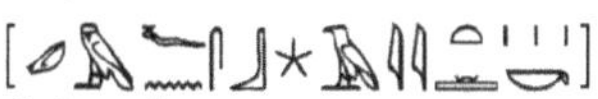

sḏm.f n sb3y.t.k

[201] 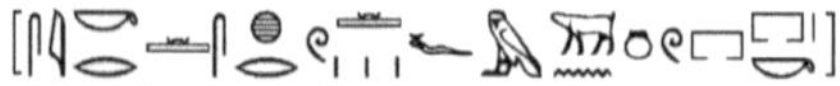

sỉḳr sḫrw.f m ẖnw pr.k

[202] 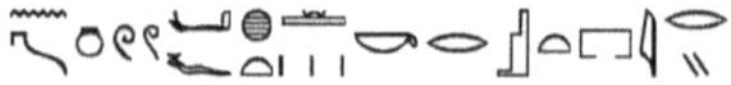

nw.f ḫt.k r st ỉry

[203] 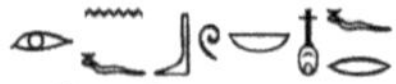

ỉr n.f bw nb nfr

[204] 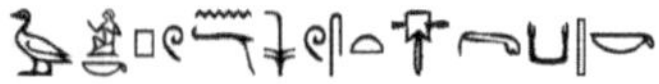

z3.k pw ns sw stỉ k3.k

[205] 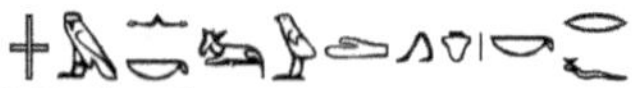

ỉm.k ỉwd ỉb.k r.f

[206] 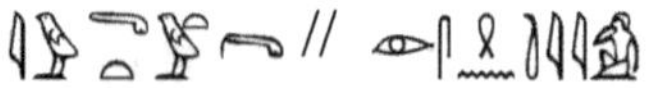

ỉw mtwt // ỉr.s šnty

[207] 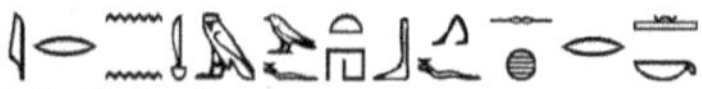

ỉr nnm.f th.f sḫr.k

[208] 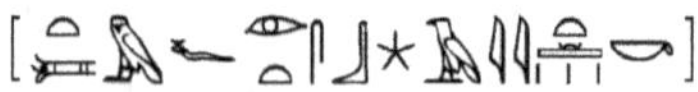

tm.f ỉr.t sb3yt.k

[209] 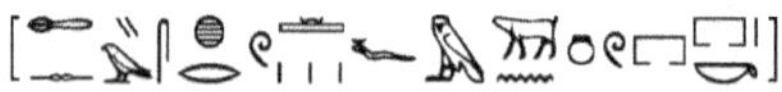

ẖzy ssḫrw.f m ẖnw pr.k

[210] 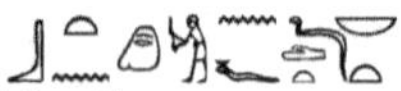

btn.n.f ḏdt nbt

[211] 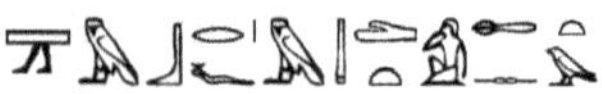

šm r.f m mdt ẖst

[212] 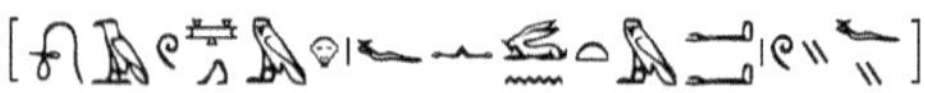

w3 m ḥr.f nỉ wn.t m ʿwy.fy

[213] 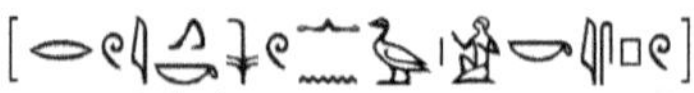

rwỉ.k sw nn z3.k ỉs pw

[214] 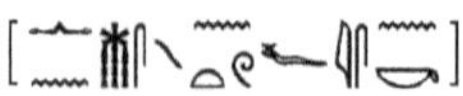

nn msỉ n tw.f ỉs n.k

[215] 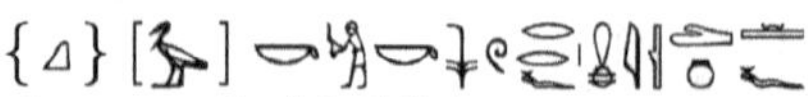

{ḳ}[b3]k.k sw r r.f mỉ ḳd.f

[216] 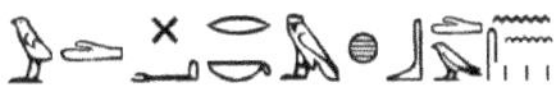

wd r.k m ḫbd.n.sn

[217] 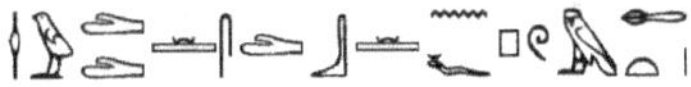

wdd sdb n.f pw m ẖt

[218] 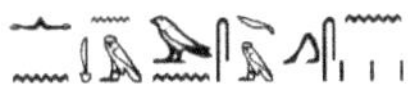

n nnm.n sšm.sn

[219] 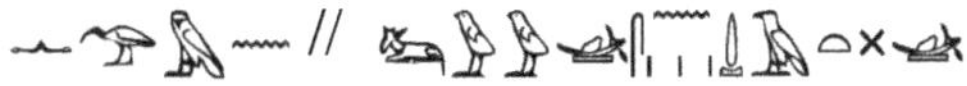

n gm.n // ἰww.sn ḏ3.ι

B.2 Un texte hittite (p. 93)

Voici le passage de [125, 5.2.4] cité par [139, p. 1137], dont nous traduisons en français la traduction anglaise de l'original hittite :

[37] [...]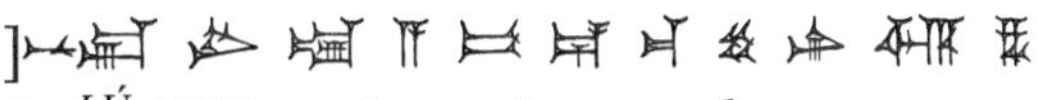

[...] *nu=kán* *LÚAZU a-pé-e-ez še-er ar-ḫa*

[38] 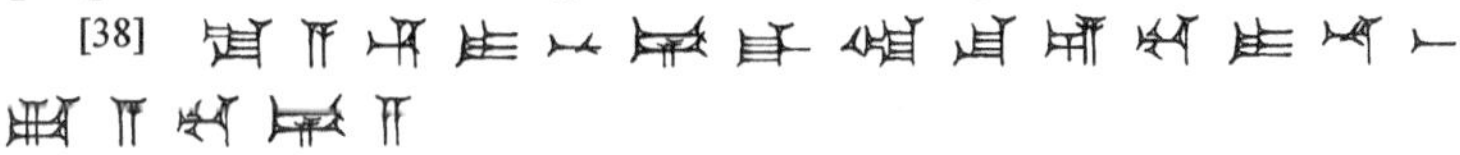

la-a-ḫu-i nu *DUGGAL.GIR₄ šu-un-na-i n=a-aš-ta A-NA DUG-zu*

[39] 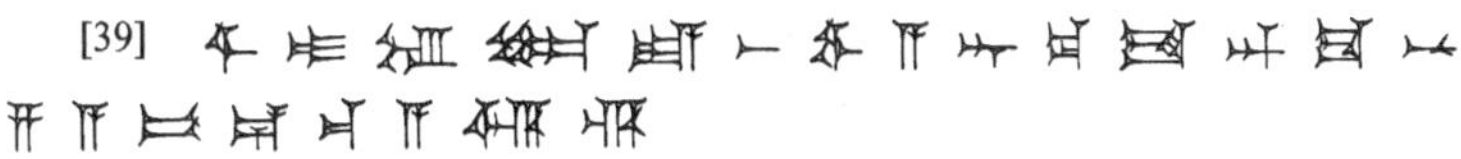

ši-ḫe-el-li-i̯a-aš u̯a-a-tar ku-it an-da nu=za a-pé-e-ez a-ar-ri

[40] 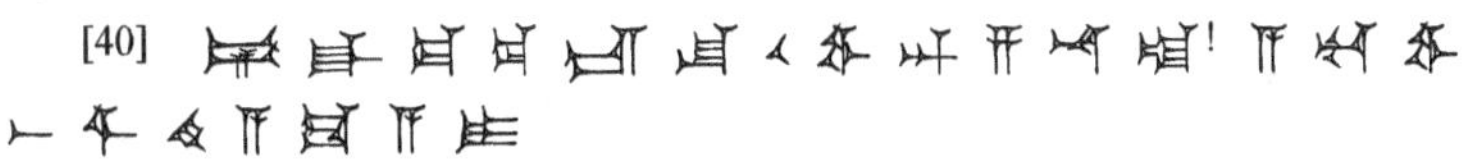

DUGGAL=ma ku-iš šu-u-u̯a-an-za n=a-at! A-NA u̯a-aš-šiḪI.A da-a-i

[41] 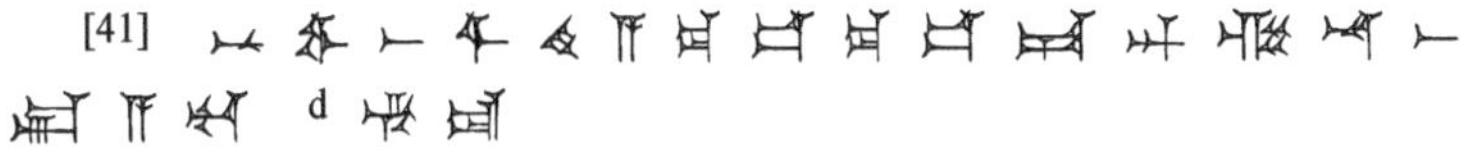

nu u̯a-aš-šiḪI.A ku-uš-ku-uš-ša-an-zi n=a-aš=kán A-NA *dEN.ZU*

[42] 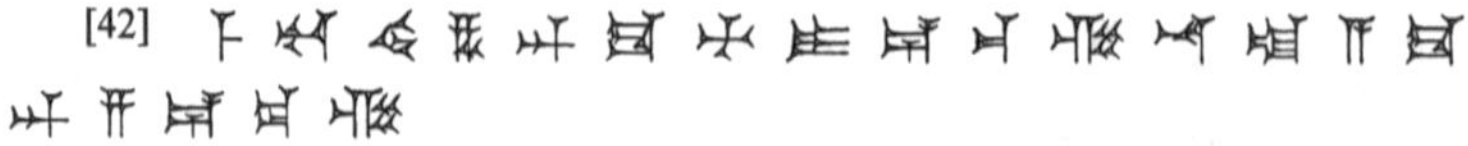

me-na-aḫ-ḫa-an-da ti-i-e-ez-zi n=a-at a-da-an-za e-ku-zi

B.3 Les *Lois hittites* (p. 93)

De la dixième des *Lois hittites*, la référence [123] donne le texte [125, 6.2] suivant :

[16] 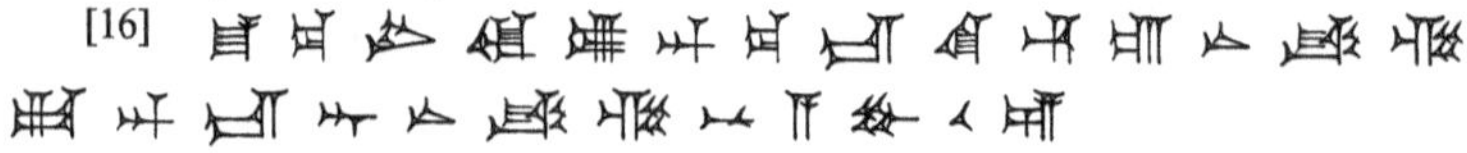

[ták-k]u LÚ.U₁₉.LU-an ku-iš-ki ḫu-ú-ni-ik-zi ta-an iš-tar-ni-ik-zi nu a-pu-u-un

[17] 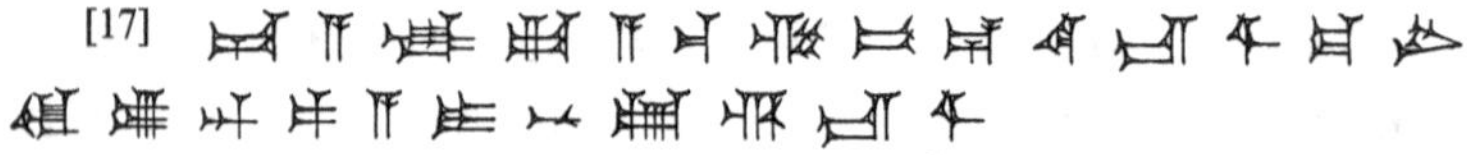

ša-a-ak-ta-a-iz-zi pé-e-di-iš-ši-ma LÚ.U₁₉.LU-an pa-a-i nu É-ri-iš-ši

[18] 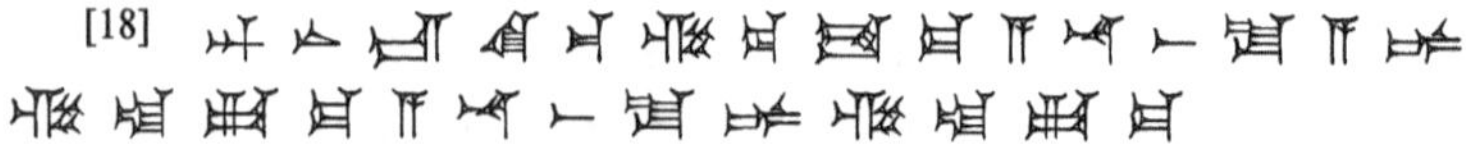

an-ni-iš-ki-iz-zi ku-it-ma-a-na-aš la-a-az-zi-at-ta ma-a-na-aš la-az-zi-at-ta-ma

[19] 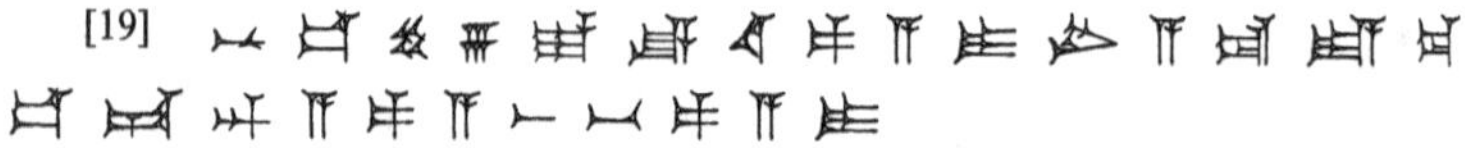

nu-uš-še 6 GÍN KÙ.BABBAR pa-a-i ^{LÚ}*A.ZU-ia ku-uš-ša-an a-pa-a-aš-pát pa-a-i*

B.4 Les *Contes de Canterbury*

B.4.1 Premier passage d'après les manuscrits Ellesmere (p. 105) et Hengwrt

Les deux manuscrits semblent avoir été rédigés par Adam Pinkhurst, l'un des associés de Chaucer, qui travaillait à Londres [175].

Intégralité du passage d'après le manuscrit Ellesmere (folios 29, recto et verso) [64], fragment I (groupe A), *The Knight's Tale*, v. 2705 et 2706 et 2709 à 2714:

Men seyde eek that Arcite shal nat dye ;
He shal been heeled of his maladye.
[...]
Al were they soore yhurt, and namely oon,
That with a spere was thirled his brest boon.
To othere woundes, and to broken armes,
Somme hadden salves, and somme hadden charmes,
Fermacies *of herbes and eek save*
They dronken, for they wolde hir lymes have.

Une version légèrement différente en est donnée dans le manuscrit Hengwrt (vers 1395–1405) de la Bibliothèque nationale du pays de Galles (Peniarth MS 392D), folio 35, recto. On la trouve au sein des *Contes de Canterbury*, fragment I (groupe A), 2705 à 2714, à partir du 7e vers :

Men seẏde eek Arcite, shal nat dẏe
He shal been heelẏd, of his maladẏe
And of another thẏng, theẏ weren as faẏn
That of hem alle, was ther noon ẏslaẏn
Al were theẏ soore ẏhurt, and namelẏ oon
That w^t^ a spere, was thirled the brest boon
To oothere woundes, and to broken armes
Sōme hadden salues, and sōme hadden charmes
Fermacẏes of herbes, and eek saue
Theẏ dronken, for theẏ wolde hir lẏmes haue

B.4.2 Passages suivants d'après le manuscrit Ellesmere

Ces passages figurent sur le manuscrit Ellesmere (vers 1400–1410) de la bibliothèque Huntington en Californie (`mssEL 26 C 9`), folio 5, recto.

B.4.2.1 Premier extrait (p. 105)

Contes de Canterbury, *Prologue général*, v. 411 à 414 et 425 à 428 [64] :

With us ther was a doctour of phisik ;
In al this world ne was ther noon hym lik,
To speke of phisik and of surgerye,
For he was grounded in astronomye.
[...]
|| Ful redy hadde he hise apothecaries
To sende him drogges and his letuaries,
For ech of hem made oother for to wynne-
Hir frendshipe nas nat newe to bigynne.

B.4.2.2 Deuxième extrait (p. 107)

Contes de Canterbury, *Prologue général*, v. 429 à 434 [64] :

Wel knew he the olde Esculapius,
|| And Deyscorides and eek Rufus,
Olde Ypocras, Haly, and Galyen,
Serapioun, Razis, and Avycen,
Averrois, Damascien, and Constantyn,
Bernard, and Gatesden, and Gilbertyn.

B.4.2.3 Troisième extrait (p. 107)

Contes de Canterbury, *Prologue général*, v. 439 à 444 [64] :

In sangwyn and in pers he clad was al,
|| *Lyned with taffata and with sendal ;*
And yet he was but esy of dispence ;
He kepte that he wan in pestilence.
For gold in phisik is a cordial,
Therfore he lovede gold in special.

B.5 La *Bible* de Wulfila (p. 108)

Intégralité du passage, donné conformément au *Codex argenteus* conservé à l'université d'Uppsala, folio 138, verso. On lit l'*Évangile selon Luc*, V, 15 à 17, dès la fin de la première ligne, dans l'alphabet gotique. Les mots mis en exergue le sont pour les besoins de ce travail ; leur transcription est soulignée dans la version originale.

[15] 𐌿𐍃𐌼𐌴𐍂𐌽𐍉𐌳𐌰
usmernoda

| 𐌸𐌰𐌽 𐌸𐌰𐍄𐌰 𐍅𐌰𐌿𐍂𐌳 𐌼𐌰𐌹𐍃 𐌱𐌹 𐌹𐌽𐌰· 𐌾𐌰𐌷
þan þata waurd mais bi ina, jah

| 𐌲𐌰𐍂𐌿𐌽𐌽𐌿𐌽 𐌷𐌹𐌿𐌷𐌼𐌰𐌽𐍃 𐌼𐌰𐌽𐌰𐌲𐌰𐌹
garunnun hiuhmans managai

| 𐌷𐌰𐌿𐍃𐌾𐍉𐌽· 𐌾𐌰𐌷 <u>𐌻𐌴𐌹𐌺𐌹𐌽𐍉𐌽</u> 𐍆𐍂𐌰𐌼
hausjon, jah *leikinon* fram

|| 𐌹𐌼𐌼𐌰 𐍃𐌰𐌿𐌷𐍄𐌴 𐍃𐌴𐌹𐌽𐌰𐌹𐌶𐍉·
imma sauhte seinaizo.

| [16] 𐌹𐌸 𐌹𐍃 𐍅𐌰𐍃 𐌰𐍆𐌻𐌴𐌹𐌸𐌰𐌽𐌳𐍃 𐌰𐌽𐌰 𐌰𐌿 [-]
iþ is was afleiþands ana au-

| 𐌸𐌹𐌳𐍉𐍃 𐌾𐌰𐌷 𐌱𐌹𐌳𐌾𐌰𐌽𐌳𐍃·
þidos jah bidjands.

| [17] 𐌾𐌰𐌷 𐍅𐌰𐍂𐌸 𐌹̈𐌽 𐌰𐌹𐌽𐌰𐌼𐌼𐌰 𐌳𐌰𐌲𐌴·
jah warþ in ainamma dage,

| 𐌾𐌰𐌷 𐌹̈𐍃 𐍅𐌰𐍃 𐌻𐌰𐌹𐍃𐌾𐌰𐌽𐌳𐍃· 𐌾𐌰𐌷 𐍅𐌴 [-]
jah is was laisjands. jah we-

|| 𐍃𐌿𐌽 𐍃𐌹𐍄𐌰𐌽𐌳𐌰𐌽𐍃 𐍆𐌰𐍂𐌴𐌹𐍃𐌰𐌹𐌴𐌹𐍃 𐌾𐌰𐌷
sun sitandans Fareisaieis jah

| 𐍅𐌹𐍄𐍉𐌳𐌰𐌻𐌰𐌹𐍃𐌰𐍂𐌾𐍉𐍃· 𐌸𐌰𐌹𐌴𐌹 𐍅𐌴𐍃𐌿𐌽
witodalaisarjos, þaiei wesun

| 𐌲𐌰𐌵𐌿𐌼𐌰𐌽𐌰𐌹 𐌿𐍃 𐌰𐌻𐌻𐌰𐌼𐌼𐌰 𐌷𐌰𐌹𐌼𐍉 𐌲𐌰 [-]
gaqumanai us allamma haimo Ga-

| 𐌻𐌴𐌹𐌻𐌰𐌹𐌰𐍃· 𐌾𐌰𐌷 𐌹̈𐌿𐌳𐌰𐌹𐌰𐍃· 𐌾𐌰𐌷
leilaias, jah Iudaias, jah

| 𐌹̈𐌰𐌹𐍂𐌿𐍃𐌰𐌿𐌻𐍅𐌼𐍉𐌽 𐌾𐌰𐌷 𐌼𐌰𐌷𐍄𐍃 𐍆(𐍂𐌰𐌿𐌾)𐌹𐌽𐍃
Iairusaulwmon jah mahts f(rauj)ins

|| 𐍅𐌰𐍃 𐌳𐌿 𐌷𐌰𐌹𐌻𐌾𐌰𐌽 𐌹̈𐌽𐍃·
was du *hailjan* ins.

B.6 L'*Odyssée* (p. 112)

[5, v. 10.302-306], c'est Ulysse qui parle :

ὣς ἄρα φωνήσας πόρε φάρμακον Ἀργεϊφόντης
hôs ára phōnḗsas póre phármakon Argeï-phóntēs
ἐκ γαίης ἐρύσας, καί μοι φύσιν αὐτοῦ ἔδειξε.
ek gaíēs erúsas kaí moi phúsin autoû édeixe.
ῥίζῃ μὲν μέλαν ἔσκε, γάλακτι δὲ εἴκελον ἄνθος·
rhízēi mèn mélan éske, gálakti dè eíkelon ánthos :
μῶλυ δέ μιν καλέουσι θεοί· χαλεπὸν δέ τ' ὀρύσσειν
môlu dé min kaléousi theoí : khalepòn dé t' orússein
ἀνδράσι γε θνητοῖσι, θεοὶ δέ τε πάντα δύνανται.
andrási ge thnētoîsi, theoì dé te pánta dúnatai.

B.7 Le *Pro Cluentio* (p. 132)

[1, 14.40], intégralité du passage (les mots mis en exergue le sont pour les besoins de ce travail) :

> *Quid ? auiam tuam, Oppianice, Dinaeam, cui tu es heres, pater tuus non manifesto necauit ? ad quam cum adduxisset* medicum *illum suum, iam cognitum et saepe uictorem, per quem interfecerat plurimos mulier exclamat se ab eo nullo modo curari uelle quo curante omnes suos perdidisset. Tum repente Anconitanum quendam, L. Clodium,* pharmacopolam circumforaneum *qui casu tum Larinum uenisset adgreditur et cum eo duobus milibus HS, id quod ipsius tabulis tum est demonstratum, transigit. L. Clodius, qui properaret, cui fora multa restarent, simul atque introductus est rem confecit ; prima potione mulierem sustulit, neque postea Larini punctum est temporis commoratus.*

B.8 Les constitutions de Melfi (p. 207)

Extrait du livre III, art. 46, tel que donné par la référence [84] accessible notamment par [174] :

> [...] *Confectionarii vero facient confectionem suis expensis cum testimonio medicorum iuxta formam constitutionis nec admittentur ad hoc, ut teneant stationes, nisi prestito iuramento, quod omnes confectiones suas secundum predictam formam facient sine fraude. Lucrabitur autem stationarius de confectionibus suis secundum istum modum : De confectionibus et simplicibus medicinis, que communiter non*

consueverunt teneri in apothecis ultra annum a tempore confectionis, pro qualibet uncia poterit et licebit tres tarenos lucrari ; de aliis vero, que ex natura medicaminum vel ex alia causa ultra annum in apotheca tenentur, pro qualibet uncia licebit lucrari sex tarenos. Nec stationes huiusmodi erunt ubique, sed in certis civitatibus per regnum, prout inferius describetur. […]

Bibliographie

La présente liste de références bibliographiques est donnée par ordre alphabétique du nom de famille du premier auteur suivant l'ordre de l'alphabet latin. Pour les références en ligne, considérant les consultations multiples, à des dates parfois fort éloignées, de sites Internet relativement stables, on pourra prendre comme date de consultation le 1er mai 2017.
Les données lexicologiques relatives à certaines langues n'ont pu être incorporées à temps. Le lecteur pourra cependant se reporter : à la référence [34] pour la langue maya ch'ol, à la référence [73] pour le copte, à la référence [140] pour l'hébreu, à la référence [82] pour le lao, à la référence [116] pour le yiddish.

[1] Marcus Tullius Cicero (Cicéron). *Orationes. Pro Cluentio*. Sous la dir. d'Albert Curtis Clark. Oxford Classical Texts. Oxford : Clarendon Press, 1908. URL : `http://www.perseus.tufts.edu/hopper/text?doc=Perseus:text:1999.02.0010` (cf. p. 132, 253).

[2] Marcus Tullius Cicero (Cicéron). *Rhetorica*. T. 2 : *Orator*. Sous la dir. d'Augustus Samuel Wilkins. Oxford Classical Texts. Oxford : Clarendon Press, 1911 (cf. p. 130).

[3] Lucius Junius Moderatus Columella (Columelle). *De Re Rustica*. Sous la dir. de Vilhelm Lundström. Collectio scriptorvm vetervm Vpsaliensis. Uppsala : Libraria Lundequistiana, 1902-1917. URL : `http://www.thelatinlibrary.com/columella.html` (cf. p. 130).

[4] Ὅμηρος (HOMÈRE). *Homeri Opera*. T. 1-2 : *Iliad*. Sous la dir. de David Binning MONRO et Thomas William ALLEN. 3e éd. Oxford Classical Texts. Oxford : Clarendon Press, 1920. ISBN : 978-0-19-814529-5 (cf. p. 111, 113, 116).

[5] Ὅμηρος (HOMÈRE). *The Odyssey*. Trad. par Augustus Taber MURRAY. 2e éd. 2 t. The Loeb Classical Library. Cambridge : Harvard University Press et Heinemann, William, 1919. ISBN : 0-674-99562-7 (cf. p. 111-113, 252).

[6] Quintius Horatius Flaccus (HORACE). *The Works of Horace. Satyrarum libri*. Sous la dir. de Joseph WHETHAM. Trad. par Christopher SMART. 2 t. Philadelphia, 1836 (cf. p. 129).

[7] Karmā Monalama (KARMA-SMON-LAM). *The new English-Tibetan dictionary, Bdyin Bod tshig mdzod gsar ma*. Avec la coll. de CENTRAL TIBETAN ADMINISTRATION-IN-EXILE (INDIA). Dharmshala et New Delhi : Department of Education, Central Tibetan Administration, 2000. 883 p. ISBN : 978-81-86627-07-5 (cf. p. 172).

[8] Marcus Annaeus Lucanus (LUCAIN). *Pharsaliae Libri*. Sous la dir. de Carolus Hermannus WEISE. Leipzig : Bassus, G., 1835. URL : http://www.perseus.tufts.edu/hopper/text?doc=Perseus:text:1999.02.0133 (cf. p. 130, 131).

[9] Publius Ovidius Naso (OVIDE). *Amores, Epistulae, Medicamina faciei femineae, Ars amatoria, Remedia amoris. Ars amatoria*. Sous la dir. de Rudolf EHWALD et Rudolf MERKEL. Bibliotheca Scriptorum Graecorum et Romanorum Teubneriana. Leipzig : Teubner, Benedictus Gotthelf, 1907. URL : http://www.perseus.tufts.edu/hopper/text?doc=Perseus:text:1999.02.0068 (cf. p. 130).

[10] Titus Petronius Arbiter (PÉTRONE). *Satyricon liber*. Sous la dir. de Joseph WHETHAM. Trad. par Michael HESEL-

TINE. The Loeb Classical Library. London : Heinemann, William, 1913 (cf. p. 129).

[11] Πλάτων (PLATON). *Platonis Opera*. T. 1 : *Phaedo*. Sous la dir. de John BURNET. Oxford Classical Texts. Oxford : Clarendon Press, 1900 (cf. p. 114).

[12] Πλάτων (PLATON). *Œuvres complètes*. Trad. par Albert RIVAUD. 2e éd. T. 10. Paris : Les Belles Lettres, 1963 (cf. p. 229).

[13] Titus Maccius Plautus (PLAUTE). *Comoediae*. Sous la dir. de Friedrich LEO. Berlin : Weidmann, 1895 (cf. p. 131).

[14] Caius Plinius Caecilius Secundus (PLINE LE JEUNE). *Epistulae*. Sous la dir. de Winifred Margaret Lambart HUTCHINSON. The Loeb Classical Library. Cambridge : Harvard University Press et Heinemann, William, 1915 (cf. p. 129, 130).

[15] Caius Sallustius Crispus (SALLUSTE). *Catilina, Iugurtha, Orationes Et Epistulae Excerptae De Historiis. Catilinae Coniuration*. Sous la dir. d'Axel W. AHLBERG. Leipzig : Teubner, Benedictus Gotthelf, 1919. URL : `http://www.perseus.tufts.edu/hopper/text?doc=Perseus%3Atext%3A2008.01.0002%3ACat.` (cf. p. 132).

[16] Lucius Annaeus Seneca (SÉNÈQUE LE JEUNE). *Moral Essays*. T. 3 : *De Beneficiis*. Sous la dir. de John William BASORE. London : Heinemann, William, 1935 (cf. p. 133).

[17] Lucius Annaeus Seneca (SÉNÈQUE LE JEUNE). *Ad Lucilium Epistulae Morales*. Sous la dir. de Richard Mott GUMMERE. T. 1. 3 t. The Loeb Classical Library. Cambridge et London : Harvard University Press et Heinemann, William, 1917 (cf. p. 133).

[18] Cornelius Tacitus (TACITE). *Annalium ab excessu divi Augusti libri*. Sous la dir. de Charles Dennis FISHER. Oxford Classical Texts. Oxford : Clarendon Press, 1906 (cf. p. 130).

[19] Θουκυδίδης (THUCYDIDE). *Thucydidis Historiae*. Sous la dir. d'Henri Stuart JONES et Jones Enoch POWELL. 2 t. Oxford Classical Texts. Oxford : Clarendon Press, 1942 (cf. p. 13, 113).

[20] Titus Livius (TITE-LIVE). *The History of Rome*. Sous la dir. de Benjamin Oliver FOSTER. Cambridge : Harvard University Press et Heinemann, William, 1922. URL : http://www.perseus.tufts.edu/hopper/text?doc=Perseus%3Atext%3A1999.02.0199%3Abook%3D1%3Achapter%3Dpr (cf. p. 131).

[21] Marcus Terentius Varro (VARRON). *La langue latine*. Sous la dir. de Pierre FLOBERT. T. 2. Collection des universités de France. Paris : Les Belles Lettres, 1985. ISBN : 2-251-01331-8 (cf. p. 131).

[22] Publius Vergilius Maro (VIRGILE). *Georgics*. Sous la dir. de James Bradstreet GREENOUGH. Boston et New York : Ginn & Company, 1930 (cf. p. 131).

[23] Publius Vergilius Maro (VIRGILE). *The Aeneid*. Sous la dir. de Theodore Chickering WILLIAMS. Boston : Houghton Mifflin Company, 1910. URL : http://www.perseus.tufts.edu/hopper/text?doc=Verg.%20A. (cf. p. 131).

[24] Isabelle ADENOT. *Pourquoi une institution ordinale ?* Sept. 2012. URL : http://www.ordre.pharmacien.fr/content/download/39077/288164/version/3/file/Brochure_Institution_Ordinale.pdf (cf. p. 213).

[25] Kim AHLSTRÖM, Miwa AHLSTRÖM et Andrew PLUMMER. *Jisho*. 2016. URL : http://jisho.org (cf. p. 179).

[26] Pierre AÏACH et Didier FASSIN, éd. *Les métiers de la santé : enjeux de pouvoir et quête de légitimité*. Collection "Sociologiques". Paris : Anthropos : Diffusion Economica, 1994. 364 p. ISBN : 978-2-7178-2767-5 (cf. p. 231).

[27] Louis ALTHUSSER. *Positions (1964-1975)*. Paris : Éditions sociales, 1976. ISBN : 2-209-05196-7 (cf. p. 213).

[28] Arne Amadeus AMBROS et Stephan PROCHÁZKA. *A concise dictionary of Koranic Arabic*. Wiesbaden : Reichert, 2004. 384 p. ISBN : 978-3-89500-400-1 (cf. p. 65).

[29] Edson de Oliveira ANDRADE JR. et Edson de Oliveira ANDRADE. « Lexical analysis of the Code of Medical Ethics of the Federal Council of Medicine ». In : *Revista da Associação Médica Brasileira* 62.2 (avr. 2016), p. 123-130. ISSN : 1806-9282. DOI : 10.1590/1806-9282.62.02.123 (cf. p. 28).

[30] Michel Rethy ANTELME et Hélène Suppya BRU-NUT. *Dictionnaire français-khmer : Vacanānukram pārāṃṅ-khmair*. 2e éd. Dictionnaires L & M INALCO. Paris : L'Asiathèque-Maison des Langues du Monde, 2013. ISBN : 978-2-915255-66-9 (cf. p. 71).

[31] Lionel ARRIVÉ. « Try Writing It in French or in Japanese ». In : *American Journal of Roentgenology* 176.2 (fév. 2001), p. 548-548. ISSN : 0361-803X. DOI : 10.2214/ajr.176.2.1760548. URL : http://www.ajronline.org/doi/10.2214/ajr.176.2.1760548 (cf. p. 199).

[32] ASSOCIATION PHONÉTIQUE INTERNATIONALE. *Handbook of the international phonetic association a guide to the use of the International phonetic alphabet*. 1 t. Cambridge : Cambridge university press, 1999. ISBN : 978-0-521-65236-0 (cf. p. 222, 241).

[33] Gorka AULESTIA et Linda WHITE. *Basque-English, English-Basque dictionary*. The Basque series. Reno : University of Nevada Press, 1992. 669 p. ISBN : 978-0-87417-178-5 (cf. p. 177).

[34] H. Wilbur AULIE et Evelyn W. DE AULIE. *Diccionario Ch'ol de Tumbalá, Chiapas, con variaciones dialectales de Tila y Sabanilla*. Sous la dir. d'Emily F. SCHARFE DE STAIRS. Instituto Lingüístico de Verano, A.C. 2009.

URL : `http://www.sil.org/mexico/maya/chol-tumbala/S121a-Diccionario-ctu.htm` (cf. p. 255).

[35] AVERROES, Alain de LIBERA et Marc GEOFFROY. *Le livre du discourse décisif [bilingue]*. Paris : Flammarion, 1996. 247 p. ISBN : 978-2-08-070871-7 (cf. p. 68, 69, 238).

[36] Joseph-Toussaint AVRIL. *Dictionnaire provençal-français suivi d'un Vocabulaire franco-provençal*. Genève Paris : Slatkine reprints, 1982. ISBN : 2-05-100383-1 (cf. p. 141).

[37] Nicholas AWDE. *Hausa-English / English-Hausa dictionary*. Hippocrene practical dictionary. New York : Hippocrene Books, 1996. 454 p. ISBN : 978-0-7818-0426-4 (cf. p. 70).

[38] Robert K. BARNHART et Sol STEINMETZ, éd. *Chambers dictionary of etymology*. Edinburgh : Chambers, 1999. 1284 p. ISBN : 978-0-550-14230-6 (cf. p. 103).

[39] Gilles BARROUX. « Peur des malades, peur des médecins, peur de la maladie : quelques points pour ébaucher une histoire de la peur dans l'univers médical ». In : *Rue Descartes* 89–90 (2 2016) : *Penser avec Derrida où qu'il soit*. Sous la dir. de Collège international de PHILOSOPHIE (cf. p. 232).

[40] Mohammad Reza BĀṬINĪ. *Farhang moaser English-Persian dictionary*. 2e éd. Teheran : Farhang Moaser Publisher, 2008. 1000 p. ISBN : 978-964-5545-26-8 (cf. p. 124).

[41] Pierre BAU et Gilbert LAZARD. *Dictionnaire persan-français, français-per-san ordre latin*. Paris : La Maison du dictionnaire, 2003. ISBN : 2-85608-177-0 (cf. p. 124).

[42] William Hubbard BAXTER et Laurent SAGART. *Old Chinese : a new reconstruction*. Oxford et New York : Oxford University Press, 2013. ISBN : 978-0-19-994537-5 (cf. p. 157, 158, 240).

[43] Annie BECQUER et Institut national de la langue française, Comité de féminisation CENTRE NATIONAL DE LA RECHERCHE SCIENTIFIQUE, éd. *Femme, j'écris ton nom : guide d'aide à la féminisation des noms des métiers, titres, grades et fonctions*. Paris : Documentation française, 1999. 124 p. ISBN : 978-2-11-004274-3. URL : `http://www.ladocumentationfrancaise.fr/var/storage/rapports-publics/994001174.pdf` (cf. p. 225).

[44] Peter BEHNSTEDT et Manfred WOIDICH, éd. *Wortatlas der arabischen Dialekte*. Leiden et Boston : Brill, 2011. ISBN : 978-90-04-18664-4 (cf. p. 65).

[45] Bernadette BENSAUDE-VINCENT et Isabelle STENGERS. *Histoire de la chimie*. La Découverte/Poche 113. Paris : Éditions La Découverte, 2001. ISBN : 978-2-7071-3541-4 (cf. p. 201, 206, 211).

[46] Henning BERGENHOLTZ, éd. *Deutsch-madagassisches Wörterbuch*. Leximal 2. Moers : Édition Aragon, 1994. 793 p. ISBN : 978-3-89535-053-5 (cf. p. 83).

[47] Henning BERGENHOLTZ, éd. *Madagassisch-deutsches Wörterbuch : Rakibolana malagasy-alema*. Lizenzausg. Leximal 1. Moers : Édition Aragon, 1991. 653 p. ISBN : 978-3-924690-62-5 (cf. p. 83).

[48] Joëlle BERTRAND. *Nouvelle grammaire grecque*. 2e éd. 1 t. Paris : Ellipses, 2002. ISBN : 2-7298-1134-6 (cf. p. 116).

[49] Jean-Maurice BIZIÈRE et Pierre VAYSSIÈRE. *Histoire et historiens : Antiquité, Moyen âge, France moderne et contemporaine*. Carré histoire 28. Paris : Hachette, 1995. ISBN : 978-2-01-020802-7.

[50] Otto BÖHTLINGK et Rudolph ROTH. *Sanskrit-Wörterbuch*. 7 t. Saint-Péters-bourg : Kaiserliche Akademie der Wissenschaften, 1875 (cf. p. 122).

[51] Philippus Theophrastus Aureolus BOMBASTUS VON HOHENHEIM (PARACEL-SE). « Septem Defensiones. Die dritte Defension wegen des Schreibens der neuen Rezepte ». In : *Werke*. Sous la dir. de Will-Erich PEUCKERT. T. 2. 5 t. Darmstadt : Wissenschaftliche Buchgesellschaft, 1965, p. 509. URL : `http://www.zeno.org/nid/20009261362` (cf. p. 190).

[52] Roland BRETON, Joshua Aaron FISHMAN et Krystyna MAZOYER. *Atlas des langues du monde une pluralité fragile*. 1 t. Collection Atlas-Monde. Paris : Éditions Autrement, 2003. ISBN : 978-2-7467-0400-8.

[53] Yvan BROHARD. *Une histoire de la pharmacie : remèdes onguents poisons*. Paris : Editions de la Martinière, 2012. ISBN : 978-2-7324-4993-7 (cf. p. 211).

[54] Jean-Michel BROHÉE et Jean RENAUD. *Vocabulaire hongrois : francia-magyar, tematikus szojegyzek*. 1 t. Gap Paris : Ophrys, 2001. ISBN : 978-2-7080-1000-0 (cf. p. 90).

[55] Erich BULITTA et Hildegard BULITTA. *Das große Lexikon der Synonyme Über 28.000 Stichwörter, über 300.000 sinn- und sachverwandte Begriffe*. Vollständige überarbeitete und ergänzte Neuausgabe. Frankfurt am Main : Fischer Taschenbuch, 2005. ISBN : 3-596-16692-6 (cf. p. 100).

[56] Mran‘ mā Cā ’A phvai′ Ū″ cī″ Ṭhāna [Myanmar Language Commission] BURMA. *Myanmar-English dictionary*. Sous la dir. de BURMA. Kensington, Maryland : Dunwoody Press, 1996. 635 p. ISBN : 978-1-881265-47-4 (cf. p. 165).

[57] Jan BURMAN et al. *Inventaire des signes hiéroglyphiques en vue de leur saisie informatique manuel de codage des textes hiéroglyphiques en vue de leur saisie sur ordinateur*. 3e éd. 1 t. Mémoires de l'Académie des inscriptions et belles-lettres 8. Paris : De Boccard, 1988.

[58] Lars BURMAN, Jette GULDBORG-PETERSEN et Margareta HEMMED, éd. *Alvin — Plattform för digitala samlingar och digitaliserat kulturarv*. URL : http://www.alvin-portal.org/ (cf. p. 109).

[59] Thomas BURROW et Murray Barnson EMENEAU. *A Dravidian etymological dictionary*. 1 t. Oxford : Clarendon Press, 1961 (cf. p. 87, 88).

[60] Jasper BUSE et al. *Cook Islands Maori dictionary with English-Cook Islands Maori finderlist*. Pacific linguistics Series C-123. Canberra : The Australian National University, 1996. 712 p. ISBN : 978-0-85883-415-6 (cf. p. 84).

[61] Diana CARDENAS. « Let not thy food be confused with thy medicine : The Hippocratic misquotation ». In : *e-SPEN Journal* 8.6 (déc. 2013), e260-e262. ISSN : 22128263. DOI : 10.1016/j.clnme.2013.10.002. URL : http://linkinghub.elsevier.com/retrieve/pii/S2212826313000924 (cf. p. 113).

[62] Pierre CHANTRAINE. *Dictionnaire étymologique de la langue grecque histoire des mots*. Nouvelle impression. 2 t. Paris : Klincksieck, 1983-1984. ISBN : 2-252-02472-0 (cf. p. 111, 115).

[63] François CHAST. *Histoire contemporaine des médicaments*. Paris : La Découverte, 2002. ISBN : 978-2-7071-3666-4 (cf. p. 211).

[64] Geoffrey CHAUCER et Larry Dean BENSON. *The Riverside Chaucer*. 3e éd. Boston, Mass : Houghton Mifflin Co, 1987. 1327 p. ISBN : 978-0-395-29031-6 (cf. p. 249, 250).

[65] Johnny CHEUNG. *Etymological dictionary of the Iranian verb*. Leiden Indo-European etymological dictionary series 2. Leiden : Brill, 2007. 600 p. ISBN : 978-90-04-15496-4 (cf. p. 124).

[66] C. S. L. CHOOI et al. « Pain vs comfort scores after Caesarean section : a randomized trial ». In : *British Journal of Anaesthesia* 110.5 (1er mai 2013), p. 780-787. ISSN : 0007-0912, 1471-6771. DOI : `10.1093/bja/aes517` (cf. p. 28).

[67] C. S. L. CHOOI et al. « The effects of positive or negative words when assessing postoperative pain ». In : *Anaesthesia and Intensive Care* 39.1 (jan. 2011), p. 101-106. ISSN : 0310-057X (cf. p. 28).

[68] CHRÉTIEN DE TROYES et Jean-Claude AUBAILLY. *Lancelot, ou Le Chevalier de la charrette*. Paris : Flammarion, 2004. ISBN : 978-2-08-070556-3 (cf. p. 136).

[69] សម្ដេចព្រះមហាសុមេធាធិបតី ជួន ណាត (ជោតញ្ញាណោ) សម្ដេចព្រះសង្ឃរាជថ្នាក់ទី១ នៃគណៈមហានិកាយ (Samdech Sangha Raja Jhotañano CHU-ON NATH). វចនានុក្រមខ្មែរ. ក្រុងភ្នំពេញ [Phnom Penh] : Institut bouddhique, 1966 (cf. p. 71).

[70] *Code de la santé publique*. France, 2017. URL : `https://www.legifrance.gouv.fr/affichCode.do?cidTexte=LEGITEXT000006072665` (cf. p. 22, 26, 37, 213, 232).

[71] Marie-Hélène CORRÉARD et Valerie GRUNDY. *Le dictionnaire Hachette-Oxford : français-anglais/anglais-français ; The Oxford-Hachette French Dictionary : French-English/English-French*. Oxford ; New York ; Paris : Oxford University Press et Hachette Livre, 1994. ISBN : 978-0-19-864195-7 (cf. p. 103).

[72] Paul CRAWFORD et al. « The language of mental health nursing reports : firing paper bullets ? » In : *Journal of Advanced Nursing* 29.2 (fév. 1999), p. 331-340. ISSN : 0309-2402 (cf. p. 28).

[73] Walter Ewing CRUM. *A coptic dictionary*. Ancient language resources. Eugene, Or : Wipf et Stock, 2005. 953 p. ISBN : 978-1-59752-333-2 (cf. p. 255).

[74] David CRYSTAL. *English as a global language*. 2e éd. Cambridge, Royaume-Uni et New York : Cambridge University Press, 2003. 212 p. ISBN : 978-0-521-82347-0 (cf. p. 199).

[75] Mark DAVIES. *The Corpus of Contemporary American English (COCA) : 520 million words, 1990-present*. Mar. 2017. URL : `http://corpus.byu.edu/coca/` (cf. p. 36, 103).

[76] Tomás DE BHALDRAITHE. *English-Irish dictionary with terminological additions and corrections*. Baile Átha Cliath [Dublin] : an Gúm, 1998. ISBN : 1-85791-036-2 (cf. p. 98).

[77] Ralph Paul DE GOROG. *Lexique français moderne - ancien français*. Athens : University of Georgia Press, 1973. ISBN : 0-8203-0312-7 (cf. p. 129).

[78] Tom DE HERDT et al. *Project Wulfila*. Sous la dir. de Jozef VAN LOON. 2004 (cf. p. 108).

[79] Yannis DELMAS-RIGOUTSOS. *Petites leçons d'épistémologie*. Paris : Vuibert, 2009. ISBN : 978-2-7117-2496-3 (cf. p. 28).

[80] Jacques DERRIDA. *La dissémination*. Collection Points, série Essais 265. Paris : Éditions du Seuil, 1972. 412 p. ISBN : 978-2-02-001958-3 (cf. p. 31, 115).

[81] Ali DHRIMO et Hamlet BEZHANI. *Deutsch-albanisches Wörterbuch, Fjalor gjermanisht-shqip*. 2 t. Wiesbaden : Harrassowitz, 1996. ISBN : 978-3-447-03485-2 (cf. p. 144).

[82] *Dictionnaire français-lao*. Paris : Éditions You Feng Libraire & Éditeur, 2013. ISBN : 978-2-84279-523-8. URL : `www.you-feng.com` (cf. p. 255).

[83] Peter DILG. « Die Apotheke als Forschungsstätte ». In : *Berichte zur Wissenschaftsgeschichte* 23.3 (2000), p. 303-315. ISSN : 0170-6233, 1522-2365. DOI : 10.1002/bewi.20000230307. URL : http://doi.wiley.com/10.1002/bewi.20000230307 (cf. p. 231).

[84] Peter DILG. « Pharmaziegeschichte – Wissenschaft mit zwei Gesichtern ». In : *Pharmazie in Unserer Zeit* 19.5 (1990), p. 201-203. ISSN : 0048-3664. DOI : 10.1002/pauz.19900190508. URL : http://doi.wiley.com/10.1002/pauz.19900190508 (cf. p. 231, 253).

[85] Jean-Léopold DIOUF. *Dictionnaire wolof-français et français-wolof*. 2e éd. Dictionnaires et langues. Paris : Karthala, 2003. ISBN : 978-2-84586-454-2 (cf. p. 152, 153).

[86] *Discussion : Pharmacien.* URL : https://fr.wikipedia.org/wiki/Discussion:Pharmacien.

[87] Saodat DONIYOROVA. *Parlons ouzbek*. 1 t. Parlons. Paris, Budapest et Torino : l'Harmattan, 2001. ISBN : 2-7475-1589-3 (cf. p. 175).

[88] DUDEN, éd. *Duden online*. 2016. URL : http://www.duden.de/ (cf. p. 100).

[89] Michel DUSSEAU. *Enchirid, ou manipul des miropoles. Sommairement traduict et commenté suivant le texte latin, par M. Michel Dusseau apothicaire, jadis garde jure de l'apothicairerie de Paris : pour les inerudits et tyroncles du dit estat, en forme de theorique*. de Tournes, Jean, 1561 (cf. p. 139).

[90] André ECKARDT, éd. *Wörterbuch der deutsch-koreanischen Sprache 2*. 3e éd. Heidelberg : Groos, 1986. 332 p. ISBN : 978-3-87276-149-1 (cf. p. 178).

[91] André ECKARDT. *Wörterbuch der deutsch-koreanischen Sprache*. 3e éd. Heidelberg : Groos, 1987. 207 p. ISBN : 978-3-87276-139-2 (cf. p. 178).

[92] Wilhelm EILERS. *Deutsch-persisches Wörterbuch*. Wiesbaden : Harrassowitz, Otto, 1983. 576 p. ISBN : 978-3-447-02367-2 (cf. p. 124).

[93] Jacques ELLUL. *Histoire des institutions : Le Moyen âge*. Quadrige manuels. Paris : Presses universitaires de France, 2006, p. 200-236. ISBN : 978-2-1305-5873-6.

[94] Évelyne ENDERLEIN, Galina DIMOVA-SARWARI et Svetlana MOSKVITCHEVA. *Le russe contemporain : des mots à l'expression, lexique thématique*. Paris : L'Asiathèque-Maison des langues du monde, 2009. ISBN : 978-2-915255-87-4 (cf. p. 95).

[95] Raymond Oliver FAULKNER. *A concise dictionary of Middle Egyptian*. 1 t. Oxford : Griffith Institute, 2009. ISBN : 0-900416-32-7 (cf. p. 53).

[96] Francis FAVEREAU. *Dictionnaire du breton contemporain : Geriadur ar brezhoneg a-vremañ*. 5e éd. Morlaix : Skol Vreizh, 2000. ISBN : 2-911447-48-4 (cf. p. 96).

[97] Marie-Madeleine Jocelyne FERNANDEZ. *Parlons lapon les Sames, langue et culture*. 1 t. Parlons. Paris : l'Harmattan, 1997. ISBN : 2-7384-5598-0 (cf. p. 91).

[98] Jean FOYER. « L'Ordonnance de Villers-Cotterêts ». In : *Comptes-rendus des séances des séances de l'Académie des Inscriptions et Belles-Lettres* 133.3 (1989), p. 636-646. ISSN : 0065-0536. DOI : 10.3406/crai.1989.14775. URL : http://www.persee.fr/web/revues/home/prescript/article/crai_0065-0536_1989_num_133_3_14775 (visité le 12/03/2017) (cf. p. 138).

[99] Association Assyriophile de FRANCE. *Dictionnaire akkadien*. URL : http://www.assyrianlanguages.org/akkadian/ (cf. p. 62).

[100] FRANÇOIS IER. *Ordonnances royaulx sur le faict de la justice et abbréviation des procès par tout le royaulme de France, faictes par le Roy nostre sire, et publiees en la court de parlement à Paris, le sixiesme jour du moys de septembre l'an mil cinq cens XXXIX*. Paris : Du Pré, Galliot, Bonhomme, Jehan et André, Jehan, 1539 (cf. p. 138).

[101] Alexandre FRANÇOIS. « Trees, waves and linkages, Models of language diversification ». In : *The Routledge handbook of historical linguistics*. Sous la dir. de Claire BOWERN et Bethwyn EVANS. Routledge handbooks in linguistics. New York : Routledge, 2015. ISBN : 978-0-415-52789-7 (cf. p. 42).

[102] *Gallica*. 2017. URL : `http://gallica.bnf.fr/accueil/?mode=desktop` (cf. p. 138).

[103] Alan Henderson GARDINER. *Egyptian grammar being an introduction to the study of hieroglyphs*. 3e éd. 1 t. London : Ashmolean Museum, Griffith Institute et Oxford University Press, 1957 (cf. p. 53).

[104] Margot GATZLAFF-HÄLSIG. *Wörterbuch Deutsch-Hindi*. 4e éd. Leipzig : Langenscheidt Verlag Enzyklopädie, 1997. 646 p. ISBN : 978-3-324-00367-4 (cf. p. 119).

[105] Stefan GEORG et al. « Telling general linguists about Altaic ». In : *Journal of Linguistics* 35.1 (1999), p. 65-98 (cf. p. 192).

[106] Nikolaï Vasil'evich GOGOL', Boris de SCHLOEZER et Madeleine ERISTOV GENGIS KHAN. *Les Âmes mortes*. Paris : Seuil, 1992. ISBN : 978-2-02-019058-9 (cf. p. 49).

[107] Melvyn C GOLDSTEIN. *English-tibetan dictinary of modern tibetan*. Paljor Publications, 2013. ISBN : 978-93-80359-91-5 (cf. p. 172).

[108] Henri GOURSAU. *Dictionnaire de voyage en Afrique 200 phrases essentielles traduites dans 40 langues de 54 pays d'Afrique*. Saint-Orens de Gameville : Goursau, Henri, 2014. ISBN : 2-9041-0543-3.

[109] Henri Goursau. *Dictionnaire de voyage en Asie 200 phrases essentielles traduites dans 70 langues de 50 pays d'Asie*. Saint-Orens de Gameville : Goursau, Henri, 2014. ISBN : 2-904105-42-5.

[110] Henri Goursau. *Dictionnaire des langues régionales de France 200 phra-ses clés traduites dans 55 langues, dialectes, patois de métropole, transfrontaliers, des Outre-mers*. Saint-Orens de Gameville : Goursau, Henri, 2014. ISBN : 2-904105-41-7.

[111] Katrina Granta et Ėleonora Pampe. *Deutsch-lettisches Wörterbuch : Vācu-latviešu vārdnīca*. 3e éd. 1 t. Rīga : Avots, 1990 (cf. p. 94).

[112] Jacob Grimm et Axel Winzer, éd. *Kinder- & Hausmärchen*. 1re éd. 3 t. Leipzig : Haffmans bei Zweitausendeins, 2012. ISBN : 978-3-86150-459-7 (cf. p. 202).

[113] Eugène-Humbert Guitard. « Une étymologie qu'il fallait reprendre : « Apothicaire » n'est pas « boutiquier » ». In : *Revue d'histoire de la pharmacie* 37.125 (1949), p. 512-523. ISSN : 0035-2349. DOI : 10.3406/pharm.1949.10964. URL : http://www.persee.fr/web/revues/home/prescript/article/pharm_0035-2349_1949_num_37_125_10964 (cf. p. 214).

[114] Andréa-Luz Gutierrez Choquevilca. « Introduction. Transformer la nature, anthropologie du *pharmakôn* ». In : *Guérir, tuer*. Sous la dir. d'Andréa-Luz Gutierrez Choquevilca. Paris : L'Herne, 2017, p. 9-24. ISBN : 978-2-85197-384-9 (cf. p. 30, 31).

[115] Gary Gutting, éd. *The Cambridge companion to Foucault*. 2e éd. Cambridge companions to philosophy. Cambridge (Ro-yaume-Uni) et New York : Cambridge University Press, 2006. 465 p. ISBN : 978-0-521-84082-8 (cf. p. 25, 206).

[116] David Mendel HARDUF. *Harduf's transliterated English-Yiddish, Yiddish-English dictionary : Yiddish entries arranged in accordance with the English alphabet A-Z.* Brookline, Massachusetts : Israel Book Shop, 2003. ISBN : 978-0-920243-77-0 (cf. p. 255).

[117] Ulrich HARSCH, éd. *Bibliotheca Augustana.* 2016. URL : `https://www.hs-augsburg.de/~harsch/augustana.html`.

[118] Sulaymān HAYYĪM. *New Persian-English dictionary, complete and modern, designed to give the English meanings of over 50,000 words, terms, idioms, and proverbs in the Persian language, as well as the transliteration of the words in English characters. Together with a sufficient treatment of all the grammatical features of the Persian Language.* 2 t. تهران [Téhéran] : Librairie-imprimerie Beroukhim, 1936. URL : `http://dsal.uchicago.edu/dictionaries/hayyim/` (cf. p. 124).

[119] Robert K. HEADLEY et al. *Cambodian-English Dictionary.* 2 t. Catholic University Press, 1977 (cf. p. 71).

[120] Robert Kirk HEADLEY, Rath CHIM et Ok SOEUM. *Modern Cambodian-English dictionary.* Kensington, Maryland : Dunwoody Press, 1997. ISBN : 978-0-931745-78-2 (cf. p. 71).

[121] Adolf HEUKEN. *Wörterbuch Deutsch-Indonesisch.* 4e éd. Leipzig, Berlin et München : Langenscheidt, Verlag Enzyklopädie, 1998. 669 p. ISBN : 978-3-324-00609-5 (cf. p. 81).

[122] Lauri HIRVENSALO. *Saksalais-suomalainen suursanakirja : Deutsch-finni-sches Großwörterbuch.* 2e éd. Porvoo : Söderström, 1982. 1591 p. ISBN : 978-951-0-01784-5 (cf. p. 89).

[123] Harry Angier Jr HOFFNER. *The laws of the Hittites : a critical edition*. T. 23. Documenta et monumenta Orientis antiqui. Leiden et New York : Brill, 1997. ISBN : 978-90-04-10874-5 (cf. p. 93, 248).

[124] H. C. HONY, Fahir İz et Anthony Dolphin ALDERSON. *The Oxford Turkish-English dictionary*. 3e éd. Oxford : Clarendon Press, 1985. 526 p. ISBN : 978-0-19-864124-7 (cf. p. 175).

[125] Bedřich HROZNÝ. *Hethitische Keilschrifttexte aus Boghazköi im Umschrift mit Übersetzung und Kommentar*. Leipzig : Hinrichs, 1919 (cf. p. 93, 247, 248).

[126] John HUEHNERGARD. *A grammar of Akkadian*. Harvard Semitic studies 45. Atlanta, Géorgie, États-Unis : Scholars Press, 1998. 647 p. ISBN : 978-0-7885-0318-4 (cf. p. 62).

[127] Gérard HUET. *Héritage du Sanskrit - Dictionnaire sanskrit-français*. Mar. 2017. URL : `http://sanskrit.inria.fr/Heritage.pdf` (cf. p. 122).

[128] William Peter HYDE et To-Lan VU. *A new Vietnamese-English dicitionary*. Hyattsville, Maryland : Dunwoody Press, 2008. 928 p. ISBN : 978-1-931546-43-0 (cf. p. 79).

[129] Fahir İz, H. C. HONY et Anthony Dolphin ALDERSON. *The Oxford English-Turkish dictionary*. 2e éd. Oxford et New York : Oxford University Press, 1978. 619 p. ISBN : 978-0-19-864123-0 (cf. p. 175).

[130] Guillaume JACQUES. *Dictionnaire Japhug-Chinois-Français, version 1.1 嘉绒 - 汉-法词典*. 1 t. Paris : Projet HimalCo. http ://himalco.huma-num.fr/, 2016. URL : `http://himalco.huma-num.fr/dictionaries/ViewDictionary.php?sortorder=sort_order.xml&choice=ipa&dict=japhug&lang1=eng&lang2=fra&langn=cmn` (cf. p. 173).

[131] Guillaume JACQUES. « Phonologie et Morphologie du Japhug (rGyalrong) ». Thèse de doct. Université Paris-Diderot - Paris VII, 2004, p. 166. URL : https://tel.archives-ouvertes.fr/tel-00138568 (cf. p. 173).

[132] Guillaume JACQUES et Johann-Mattis LIST. « Save the Trees : Why we need tree models in linguistic reconstruction ». In : (2016). URL : http://www.academia.edu/30053026/Save_the_Trees_Why_we_need_tree_models_in_linguistic_reconstruction. Soumis (cf. p. 42).

[133] Gustave JÉQUIER. *Le Papyrus Prisse et ses variantes - Papyrus de la Bibliothèque nationale (Nos 183 à 194), Papyrus 10371 et 10435 du British Museum, Tablette Carnarvon du Musée du Caire - publiés en fac-similé (16 planches en phototypie) avec introduction par G. Jéquier*. Paris : Librairie Paul Geuthner, 1911. URL : http://archiv.ub.uni-heidelberg.de/propylaeumdok/366/1/Le_Papyrus_Prisse.pdf (cf. p. 245).

[134] *Journal officiel de la République française*. France, déc. 1992 (cf. p. 232).

[135] *Journal officiel de la République française*. France, mai 2013. URL : https://www.legifrance.gouv.fr/jo_pdf.do?id=JORFTEXT000027414540 (cf. p. 226).

[136] Konstantīns KARULIS. *Latviešu etimoloģijas vārdnīca*. Rīga : Avots, 2001. 1303 p. ISBN : 978-9984-700-12-0 (cf. p. 94).

[137] Jean-François KLEIN et al. *Atlas des empires coloniaux : XIXe-XXe siècles*. Collection Atlas-Mémoires. Paris : Éditions Autrement, 2012. ISBN : 978-2-7467-1326-0 (cf. p. 196).

[138] Erika KLEMM. *Wörterbuch Hindi - Deutsch*. 4e éd. Leipzig : Langenscheidt Verlag Enzyklopädie, 1997. 418 p. ISBN : 978-3-324-00397-1 (cf. p. 119).

[139] Alwin KLOEKHORST. « The Hittite inherited lexicon ». Thèse de doct. Universiteit Leiden, Faculteit der Letteren, mai 2007, p. 1247. URL : https://openaccess.leidenuniv.nl/handle/1887/11996 (cf. p. 93, 247).

[140] Mordekhai M KOHEN, Colette ALLOUCH et LAROUSSE (FIRME). *Dictionnaire français-hébreu*. Paris et Tel-Aviv : Larousse ; Achiasaf, 2009. ISBN : 978-2-03-584229-9 (cf. p. 255).

[141] Snježana KORDIĆ. « Plurizentrische Sprachen, Ausbausprachen, Abstandsprachen und die Serbokroatistik ». In : *Zeitschrift für Balkanologie* 45.2 (2009). URL : http://www.zeitschrift-fuer-balkanologie.de/index.php/zfb/article/view/203 (cf. p. 41).

[142] Sabina KRIEF et Florence BRUNOIS-PASINA. « L'interspécificité du *pharmakôn* dans le parc Kibale (Ouganda) : savoirs partagés entre humains et chimpanzés ? » In : *Guérir, tuer*. Sous la dir. d'Andréa-Luz GUTIERREZ CHOQUEVILCA. Paris : L'Herne, 2017, p. 112-134. ISBN : 978-2-85197-384-9.

[143] Paul William KROLL, William G. BOLTZ ct David Richard KNECHTGES. *A student's dictionary of Classical and Medieval Chinese*. Handbook of Oriental Studies 30. Leiden Boston : Brill, 2015. ISBN : 978-90-04-28411-1 (cf. p. 157, 158, 240).

[144] Heinz KRONASSER et Erich NEU. *Etymologie der hethitischen Sprache*. 2 t. Wiesbaden, 1987. 420 p. ISBN : 978-3-447-02692-5 (cf. p. 93).

[145] *La Sécurité sociale, rapport sur l'application des lois de financement de la sécurité sociale*. Sept. 2017. URL : https://www.ccomptes.fr/sites/default/files/2017-09/20170920-rapport-securite-sociale-2017_1.pdf (cf. p. 219).

[146] Pierre LABRUDE. « De l'apothicairerie d'autrefois à la pharmacie d'aujourd'hui ». In : *Mémoires de l'Académie Nationale de Metz* 25 (2012), p. 251-262. ISSN : 1149-0349. URL : `http://hdl.handle.net/2042/56521` (cf. p. 214).

[147] Dominick LACAPRA. *Soundings in critical theory*. Ithaca : Cornell University Press, 1989. ISBN : 978-0-8014-9572-4 (cf. p. 212).

[148] Frédéric LE BLAY. « Penser la douleur dans l'Antiquité : enjeu médical ou enjeu philosophique ? » In : *Penser et représenter le corps dans l'Antiquité : actes du colloque international de Rennes, 1er au 4 sept. 2004*. Sous la dir. de Francis PROST et Jérôme WILGAUX. Cahiers d'histoire du corps antique 1. Rennes : Presses universitaires de Rennes, 2006. ISBN : 978-2-7535-0205-5 (cf. p. 49).

[149] *Le Dictionnaire : français - arabe : dictionnaire général & scientifique : de langue et termes*. بيروت [Beyrouth] : العلمية، الكتب دار, 2003. ISBN : 978-2-7451-3830-9 (cf. p. 65).

[150] *Le petit Larousse illustré 2002, en couleurs, 87 000 articles, 4600 illustrations, 292 cartes, 100 planches visuelles*. Paris : Larousse, 2001. 1786 p. ISBN : 978-2-03-530202-1 (cf. p. 45, 46, 129).

[151] Georges LEGROS et Marie-Louise MOREAU. *Orthographe : qui a peur de la réforme ?* Ministère de la Fédération Wallonie-Bruxelles, Service de la langue française, 2012. URL : `http://www.languefrancaise.cfwb.be/` (cf. p. 223).

[152] Wolf LESLAU. *Comparative dictionary of Geʿez (Classical Ethiopic) : Geʿez-English, English-Geʿez, with an index of the Semitic roots*. Wiesbaden : Harrassowitz, Otto, 1987. ISBN : 3-447-02592-1.

[153] Wolf LESLAU. *Concise Amharic dictionary : Amharic-English : English-Amharic*. Wiesbaden : Harrassowitz, Otto, 1976. 538 p. ISBN : 978-3-447-01729-9 (cf. p. 64, 241).

[154] Wolf LESLAU. *English-Amharic context dictionary*. Avec la coll. de THOMAS LEIPER KANE COLLECTION (LIBRARY OF CONGRESS, HEBRAIC SECTION). Wiesbaden : Harrassowitz, Otto, 1973. 1503 p. ISBN : 978-3-447-01482-3 (cf. p. 64).

[155] Ferdinand Diedrich LESSING et al. *Mongolian-English Dictionary*. Bloomington, Indiana : The Mongolia Society, 1995. 1246 p. (cf. p. 181).

[156] Southeast Asian Languages LIBRARY. *Southeast Asian Languages Library*. Sous la dir. de CENTER FOR RESEARCH IN COMPUTATIONAL LINGUISTICS (CRCL INC.) et Center for Southeast Asian Studies (CSEAS) UNIVERSITY OF WISCONSIN-MADISON. 2016. URL : http://www.sealang.net/library/ (cf. p. 79).

[157] Henry George LIDDELL, Robert SCOTT et Henry Stuart JONES. *A Greek-English lexicon*. 9e éd. 2 t. Oxford : Clarendon Press, 1940 (cf. p. 111).

[158] David Neil MACKENZIE. *A concise Pahlavi dictionary*. London, New York : Oxford University Press, 1971. ISBN : 978-0-19-713559-4 (cf. p. 124).

[159] *Mahābhārata*. 1999. URL : http://bombay.indology.info/mahabharata/welcome.html (cf. p. 123).

[160] Pierre-Régis MARTIN et Dy DATHSY. *Parler le cambodgien, comprendre le Cambodge : un livre, une méthode, un lien*. 2e éd. Phnom Penh : Régissy Éditions, 2012. ISBN : 978-2-9514195-0-6 (cf. p. 71).

[161] Marcel MAUSS. « Essai sur le don — Forme et raison de l'échange dans les sociétés archaïques ». In : *L' Année sociologique* 1 (1923), p. 30-186. ISSN : 02459051. URL : http://www.jstor.org/stable/27883721 (cf. p. 50).

[162] MDBG, éd. *MDBG Chinese-English Dictionary*. 2016. URL : https://www.mdbg.net (cf. p. 157).

[163] Jean-Claude Mégret. *Dictionnaire de la romani commune langue tsigane*. Paris : L'Harmattan, 2016. ISBN : 978-2-343-08059-8 (cf. p. 121).

[164] Éric Mélac, Françoise Robin et Camille Simon. *Vocabulaire thématique de langue parlée français-tibétain, Brjod-bya ltar bsgrigs-pavi hpha-bod kha-skad shan-sbyar tshig-mdzod*. Dictionnaires L & M INALCO. Paris : L'Asiathèque-Maison des Langues du Monde, 2014. 747 p. ISBN : 978-2-36057-034-8 (cf. p. 172).

[165] Bernadette Menu. *Petit lexique de l'égyptien hiéroglyphique à l'usage des débutants*. 1 t. Geuthner dictionnaires. Paris : Paul Geuthner, 1991. ISBN : 2-7053-0638-2 (cf. p. 53).

[166] Éric Millard. « Hauriou et la théorie de l'institution ». In : *Droit et société* 30.1 (1995), p. 381-412. ISSN : 0769-3362. DOI : 10.3406/dreso.1995.1343. URL : http://www.persee.fr/web/revues/home/prescript/article/dreso_0769-3362_1995_num_30_1_1343 (cf. p. 203).

[167] Douglas B. Miller et R. Mark Shipp. *An Akkadian handbook : paradigms, helps, glossary, logograms, and sign list*. Winona Lake, Indiana : Eisenbrauns, 1996. 163 p. ISBN : 978-0-931464-86-7 (cf. p. 62).

[168] Frédéric Mistral, Marie Mistral et Victor Tuby. *Lou Trésor dóu Felibrige ou dictionnaire provençal-français embrassant les divers dialectes de la langue d'oc moderne*. Genève : Saltkine, 1979 (cf. p. 141).

[169] Molière. *Les Œuvres de Monsieur Molière*. T. 4. 4 t. Amsterdam : Wetstein, Henri, 1698 (cf. p. 223).

[170] Lingua Mongolia. *LinguaMongolia, Uighur-script Mongolian Resources*. Sept. 2012. URL : http://www.linguamongolia.com (cf. p. 181).

[171] Monier MONIER-WILLIAMS. *A Sanskrit-English dictionary : etymologically and philologically arranged with special reference to cognate Indo-European languages*. Oxford : Oxford University Press, 1992. 1333 p. ISBN : 978-0-19-864308-1 (cf. p. 122, 202).

[172] Nicolas MONTEILLET. « De la tutelle des ancêtres au libre usage des pharmacopées : histoire d'un système de soins du Cameroun ». Thèse de doctorat Philosophie. Université Paris-V-René-Descartes, 1998 (cf. p. 150).

[173] Nicolas MONTEILLET. *Le pluralisme thérapeutique au Cameroun : Crise hospitalière et nouvelles pratiques populaires*. 1 t. Hommes et sociétés. Paris : Karthala, 2005. ISBN : 2-84586-681-X (cf. p. 148).

[174] MONUMENTA GERMANIAE HISTORICA (MGH) et BAYERISCHE STAATSBIBLIOTHEK, éd. *Monumenta Germaniae Historica digital (DMGH)*. 2016. URL : `http://www.dmgh.de/de/fs1/search/static.html` (cf. p. 253).

[175] Linne Ruth MOONEY. « Chaucer's Scribe ». In : *Speculum* 81 (2006), p. 97-138. ISSN : 0038-7134 (cf. p. 248).

[176] Élisabeth MOTTE-FLORAC. « *Pharmakôn* et pratique thérapeutique. L'exemple de la *limpia* au Mexique ». In : *Guérir, tuer*. Sous la dir. d'Andréa-Luz GUTIERREZ CHOQUEVILCA. Paris : L'Herne, 2017, p. 25-40. ISBN : 978-2-85197-384-9 (cf. p. 31).

[177] Niall Ó DÓNAILL et Tomás DE BHALDRAITHE. *Foclóir gaeilge-béarla*. Baile Átha Cliath [Dublin] : an Gum an Roinn Oideachais, 1992. ISBN : 1-85791-037-0 (cf. p. 98).

[178] Charles Talbut ONIONS, éd. *The Oxford dictionary of English etymology*. Oxford : Oxford University Press, 1996. 1024 p. ISBN : 978-0-19-861112-7 (cf. p. 103).

[179] Владимир Эммануилович Орёл (Vladimir Emmanuelovitch OREL). *Albanian etymological dictionary*. Leiden, Boston et Köln : Brill, 1998. 670 p. ISBN : 978-90-04-11024-3 (cf. p. 144).

[180] George ORWELL. *1984*. Paris : Gallimard, 2005. ISBN : 978-2-07-036822-8 (cf. p. 214).

[181] Eric PARTRIDGE. *Origins : an etymological dictionary of modern English*. 4e éd. London et New York : Routledge, 2009. 972 p. ISBN : 978-0-415-05077-7 (cf. p. 103).

[182] Paul PAULIAT. *Dictionnaire russe : français-russe, russe-français*. 2e éd. Dictionnaire maxipoche plus. Paris : Larousse, 2011. ISBN : 978-2-03-586232-7 (cf. p. 95).

[183] PHARMACIE DE LA GARE. *Pharmacie de la Gare, Tout pour votre Beauté et votre Santé !* Sous la dir. de François EHRHART. URL : http://pharmacie-gare-roissy.fr/ (cf. p. 217).

[184] Louis PIAT. *Dictionnaire français-occitanien donnant l'équivalent des mots français dans tous les dialectes de la langue d'Oc moderne*. 2 t. Rediviva. Nîmes : Lacour, 1998 (cf. p. 141).

[185] Jacqueline PICOCHE. *Dictionnaire étymologique du français*. 2e éd. Les Usuels. Paris : Le Robert, 2006. ISBN : 2-84902-263-2 (cf. p. 129).

[186] Jean-Marie PIERREL et al., éd. *Centre National de Ressources Textuelles et Lingustiques (CNRTL), Portail lexical*. Analyse et Traitement Informatique de la Langue Française (ATILF), Centre National de la Recherche Scientifique (CNRS) et Université de Nancy. 2012. URL : http://www.cnrtl.fr/portail/ (cf. p. 36, 37, 46, 129, 224).

[187] John Thompson PLATTS. *A dictionary of Urdū, classical Hindī and English*. London : Oxford University Press, 1974. 1259 p. ISBN : 978-0-19-864309-8 (cf. p. 119).

[188] Philippe POIRRIER. *Introduction à l'historiographie*. Belin atouts. Paris : Belin, 2009. ISBN : 978-2-7011-4763-5.

[189] « Préambule à la Constitution de l'Organisation mondiale de la Santé, tel qu'adopté par la Conférence internationale sur la Santé, New York, 19-22 juin 1946; signé le 22 juillet 1946 par les représentants de 61 États ; et entré en vigueur le 7 avril 1948 ». In : *Actes officiels de l'Organisation mondiale de la Santé*. 2. New York, 1946, p. 100 (cf. p. 26, 77).

[190] Graham PRIEST. « What is Philosophy ? » In : *Philosophy* 81.2 (avr. 2006), p. 189. ISSN : 0031-8191. DOI : 10.1017/S0031819106316026. URL : http://www.journals.cambridge.org/abstract_S0031819106316026 (cf. p. 45).

[191] James B. PRITCHARD et PROJECT MUSE. *Ancient Near Eastern texts relating to the Old Testament*. Baltimore, Maryland : Project Muse, 2016. ISBN : 978-1-4008-8276-2. URL : https://muse.jhu.edu/book/45831/.

[192] *Projet Rosette*. Projet Rosette (association). 2016. URL : http://projetrosette.info (cf. p. 53).

[193] Marcel PROUST. *À la recherche du temps perdu*. Sous la dir. de Jean-Yves TADIÉ. 2e éd. T. 2. 4 t. Bibliothèque de la Pléiade 101. Paris : Gallimard, 1988. ISBN : 978-2-07-011136-7 (cf. p. 140).

[194] PTAHHOTEP et Eugène DEVAUD. *Les maximes de Ptahhotep d'après le papyrus Prisse, les papyrus 10371/10435 et 10509 du British Museum et la tablette Carnarvon*. Fribourg, Suisse, 1916 (cf. p. 245).

[195] PTAHHOTEP et Zbyněk ŽÁBA. *Les Maximes de Ptahhotep, Texte, Traduction et Commentaires*. Československa akademie věd [Académie tchécoslovaque des sciences]. Sekce jazyka a literatury, 1956 (cf. p. 245).

[196] Raymond QUENEAU. *Le vol d'Icare*. Collection Folio. Paris : Gallimard, 1994. ISBN : 978-2-07-038918-6 (cf. p. 133).

[197] Stephen QUIRKE, éd. *Digital Egypt for Universities - Teaching of Ptahhotep*. University College London et the Petrie Museum of Egyptian Archaeology. 2003. URL : `http://www.ucl.ac.uk/museums-static/digitalegypt//literature/ptahhotep.html` (cf. p. 245).

[198] François RABELAIS. *Œuvres complètes. Les horribles et épouvantables faits et prouesses du très renommé Pantagruel Roi des Dipsodes, fils du Grand Géant Gargantua*. Sous la dir. de Jacques BOULENGER et Lucien SCHELER. 2e éd. Bibliothèque de la Pléiade. Paris : Gallimard, 1955. ISBN : 2-07-010470-2 (cf. p. 142).

[199] Daniel REIG, Ahmed KAKHI et Anne REIG-LUCK. *Dictionnaire arabe-fran-çais, français-arabe : 200.000 mots, expressions et traductions*. 1 t. Dictionnaire Compact Plus. Paris : Larousse, 2008. ISBN : 978-2-03-584217-6 (cf. p. 65).

[200] Jean RENAUD. *Petit vocabulaire actuel norvégien (bokmål)*. 1 t. Paris : Éditions Ophrys, 2014. ISBN : 978-2-7080-1395-7 (cf. p. 110).

[201] Paul ROBERT. *Le Petit Robert : dictionnaire alphabétique et analogique de la langue française*. Sous la dir. de Josette REY-DEBOVE et Alain REY. Paris : Le Robert, 2017. 2837 p. ISBN : 978-2-321-00858-3 (cf. p. 46).

[202] Heinrich RÜTHING. *Die mittelalterliche Universität*. Historische Texte. Mittelalter, 16. Göttingen : Vandenhoeck & Ruprecht, 1973. Chap. 10. Die Bulle 'Parens scientiarum'. ISBN : 978-3-525-35664-7 (cf. p. 13, 216).

[203] Sathasivam SACHCHITHANANTHAM. *Vocabulaire thématique français-tamoul*. Paris : Éditions Ophrys, 2009. ISBN : 978-2-7080-1227-1 (cf. p. 87).

[204] Antoine de SAINT-EXUPÉRY. *Le petit prince*. Bonniers, 1999. ISBN : 978-2-07-075589-9 (cf. p. 11).

[205] Julia SALLABANK. « Diversity and language policy for endangered langua-ges ». In : *The Cambridge handbook of language policy*. Sous la dir. de Bernard SPOLSKY. Cambridge handbooks in language and linguistics. Cambridge et New York : Cambridge University Press, 2012. ISBN : 978-0-521-19565-2 (cf. p. 198).

[206] Ferdinand de SAUSSURE et al. *Cours de linguistique générale*. Grande bibliothèque Payot. Paris : Payot, 2005. 520 p. ISBN : 978-2-228-88942-1 (cf. p. 41).

[207] Hans Ulrich SCHMID. *Einführung in die deutsche Sprachgeschichte*. BA Studium. Stuttgart : Metzler, 2009. 299 p. ISBN : 978-3-476-02267-7 (cf. p. 108).

[208] Rudolf SCHMITZ et Franz-Josef KUHLEN. *Geschichte der Pharmazie Band 1 Von den Anfängen bis zum Ausgang des Mittelalters*. Eschborn : Govi Verlag Pharmazeutischer Verlag, 1998. ISBN : 3-7741-0706-8.

[209] Edgar W. SCHNEIDER. « Colonization, globalization, and the sociolinguistics of World Englishes ». In : *The Cambridge handbook of sociolinguistics*. Sous la dir. de Rajend MESTHRIE. Cambridge et New York : Cambridge University Press, 2011. ISBN : 978-0-521-89707-5 (cf. p. 198).

[210] William Richard SCOTT. *Institutions and organizations : ideas and interests*. 3e éd. Los Angeles : Sage Publications, 2008. 266 p. ISBN : 978-1-4129-5090-9 (cf. p. 203).

[211] Richard Horace SEARS. *Chinese Etymology*. 2013. URL : http://www.chineseetymology.org (cf. p. 157, 174).

[212] Rowan SEYMOUR, John DOLDO (IV) et Kamonyo MUGABO, éd. *Kinyarwanda*. 2016. URL : http://kinyarwanda.net (cf. p. 147).

[213] Harry Leonard SHORTO. *A Mon-Khmer comparative dictionary*. Sous la dir. de Paul SIDWELL, Doug COOPER et Christian BAUER. Avec la coll. d'AUSTRALIAN NATIONAL UNIVERSITY. Pacific linguistics 579. Canberra : Pacific Linguistics, Research School of Pacific et Asian Studies,

Australian National University, 2006. 599 p. ISBN : 978-0-85883-570-2 (cf. p. 77).

[214] SINO-TIBETAN ETYMOLOGICAL DICTIONARY AND THESAURUS. *Sino-Tibetan Etymological Dictionary and Thesaurus*. Sous la dir. de Department of Linguistics UNIVERSITY OF CALIFORNIA, BERKELEY. 2016. URL : `http://stedt.berkeley.edu/`.

[215] Florence SIROT. « Fonction, lieu et produit officinaux à travers les dictionnaires de la langue française ». Thèse pour l'obtention du diplôme d'État de docteur en pharmacie. Lyon : Université Claude Bernard, 2014. URL : `http://n2t.net/ark:/47881/m6n014sz` (cf. p. 29).

[216] Ronald Albert SNOXALL. *A concise English-Swahili dictionary : Kamusi ya Kiingereza-Kiswahili*. 6e éd. Nairobi : Oxford University Press, 1972. 325 p. ISBN : 978-0-19-639348-3 (cf. p. 151).

[217] Sandrine SORLIN. *Langue et autorité : de l'ordre linguistique à la force dialogique*. 1 t. Rivages linguistiques. Rennes : Presses universitaires de Rennes, 2012. ISBN : 978-2-7535-2011-0 (cf. p. 198).

[218] SPRL MEDICARE-MARKET ONLINE SERVICES. *Medi-Market*. URL : `https://medi-market.be/fr` (cf. p. 217).

[219] Francis Joseph STEINGASS. *A comprehensive Persian-English dictionary, including the Arabic words and phrases to be met with in Persian literature*. London : Routledge & K. Paul, 1892. URL : `http://dsal.uchicago.edu/dictionaries/steingass/` (cf. p. 124).

[220] Karl STEUERWALD. *Deutsch-türkisches Wörterbuch : Almanca-Türkçe söz-lük*. Wiesbaden : Harrassowitz, Otto, 1974. 669 p. ISBN : 978-3-447-01584-4 (cf. p. 175).

[221] Karl STEUERWALD. *Türkisch-deutsches Wörterbuch : Türkçe-almanca söz-lük*. Wiesbaden : Harrassowitz, Otto, 1972. 1057 p. ISBN : 978-3-447-01375-8 (cf. p. 175).

[222] International Association for the STUDY OF PAIN. TASK FORCE ON TAXONOMY. *Classification of chronic pain : descriptions of chronic pain syndromes and definitions of pain terms*. Sous la dir. d'Harold MERSKEY et Nikolai BOGDUK. 2e éd. 1 t. Seattle : IASP Press, 1994. Chap. 3, p. 209-214. ISBN : 0-931092-05-1. URL : http://www.iasp-pain.org/PublicationsNews/Content.aspx?ItemNumber=1673&navItemNumber=677 (cf. p. 59).

[223] Wolfgang STÜRNER. *Die Konstitutionen Friedrichs II. für das Königreich Sizilien*. Monumenta Germaniae Historica t. 2, supplementum. Hannover : Hahn, 1996. ISBN : 3-7752-5470-6.

[224] Mark Charles SUCHMAN. « Managing legitimacy : Strategic and institutional approaches ». In : *Academy of Management Review* 20.3 (1er juil. 1995), p. 571-610. ISSN : 0363-7425. DOI : 10.5465/AMR.1995.9508080331. URL : http://amr.aom.org/cgi/doi/10.5465/AMR.1995.9508080331 (cf. p. 208).

[225] Tithnara Anthony SUN. « Considérations éthiques sur la problématique du conflit d'intérêts en France dans le cadre de la loi relative au renforcement de la sécurité sanitaire suite à l'affraire du Mediator ». Mémoire de Master 1 Éthique, spécialité Recherche en éthique. Université Paris Descartes, Laboratoire d'Éthique médicale et de Médecine légale, 2012 (cf. p. 207, 221).

[226] Theodor SVEDBERG et al. *Codex argenteus Upsaliensis : jussu Senatus Universitatis phototypice editus*. Sous la dir. d'ALMQUIST & WIKSELL et MALMÖ LJUSTRYCKSANSTALT. 1927. URL : http://www.alvin-portal.org/alvin/view.jsf?pid=alvin-record%3A173610&dswid=164 (cf. p. 109).

[227] Emily K. TEALL. « Medicine and Doctoring in Ancient Mesopotamia ». In : *Grand Valley Journal of History* 3 (1 2014) (cf. p. 63).

[228] THE UNIVERSITY OF TEXAS AT AUSTIN, éd. *Linguistic Research Center*. 2017. URL : http://liberalarts.utexas.edu/lrc/.

[229] Johann TISCHLER, Günter NEUMANN et Erich NEU. *Hethitisches etymologisches Glossar*. Innsbrucker Beiträge zur Sprachwissenschaft 20. Innsbruck : Institut für Sprachwissenschaft der Universität Innsbruck, 2016. ISBN : 978-3-85124-537-0 (cf. p. 93).

[230] Gregory TONER et Máire Ní MHAONAIGH, éd. *Electronic Dictionary of the Irish Language (eDIL)*. Acadamh Ríoga na hÉireann (Royal Irish Academy), Queen's University et University of Cambridge. 2017. URL : http://www.dil.ie/ (cf. p. 98).

[231] Jean-Louis TRITTER. *Histoire de la langue française*. Universités-Lettres. Paris : Ellipses, 1999. ISBN : 2-7298-5854-7 (cf. p. 129).

[232] TUFTS UNIVERSITY. *Perseus Digital Library*. Sous la dir. de Gregory R. CRANE. 2016. URL : http://www.perseus.tufts.edu.

[233] *Über das Conjugationssystem der Sanskritsprache in Vergleichung mit jenem der griechischen, lateinischen, persischen und germanischen Sprache*. Frankfurt am Main : Andreäsche Buchhandlung, 1816. URL : https://fedora.phaidra.univie.ac.at/fedora/objects/o:108918/methods/bdef:Book/view (cf. p. 202).

[234] The Tibetan and Himalayan Library UNIVERSITY OF VIRGINIA, éd. *The Tibetan and Himalayan Library*. 2016. URL : http://www.thlib.org (cf. p. 172).

[235] Octave UZANNE. *Le Livre : revue mensuelle*. Paris, 1885. URL : http://www.sudoc.fr/039204421 (cf. p. 223).

[236] VĀLMĪKI. *Rāmāyaṇa*. 2011. URL : http://bombay.indology.info/ramayana/welcome.html/ (cf. p. 122).

[237] VĀLMĪKI. *Valmiki Ramayana*. Trad. par Desiraju Hanumanta RAO. 2008. URL : http://www.valmikiramayan.net/ (cf. p. 122).

[238] Jean VASSE. « Question XXVI : Doit-on dire d'une diplômée « pharmacien » ou « pharmacienne » ? » In : *Revue d'histoire de la pharmacie* 41.137 (1953), p. 86-88. ISSN : 0035-2349. URL : http://www.persee.fr/doc/pharm_0035-2349_1953_num_41_137_11377 (cf. p. 225).

[239] Paul VEYNE. *Comment on écrit l'histoire*. Points 226. Paris : Éditions du Seuil, 1996. ISBN : 978-2-02-028778-4 (cf. p. 205).

[240] Hans-Peter VIETZE et al. *Wörterbuch Deutsch-Mongolisch*. Leipzig : VEB Verlag Enzyklopädie Leipzig, 1981. 1246 p. (cf. p. 181).

[241] Laurence VILLARD. « Vocabulaire et représentation de la douleur dans la Collection hippocratique ». In : *Penser et représenter le corps dans l'Antiquité : actes du colloque international de Rennes, 1er au 4 sept. 2004*. Sous la dir. de Francis PROST et Jérôme WILGAUX. Cahiers d'histoire du corps antique 1. Rennes : Presses universitaires de Rennes, 2006. ISBN : 978-2-7535-0205-5 (cf. p. 49).

[242] Renate WAHRIG-BURFEIND. *Wahrig Deutsches Wörterbuch mit einem Lexikon der deutschen Sprachlehre*. 8e éd. Gütersloh München : Bertelsmann Lexikon Institut, 2006. ISBN : 978-3-577-10241-4 (cf. p. 100).

[243] Henriette WALTER. « Axiologie et sémantique chez André Martinet ». In : *La linguistique* 37.1 (2001), p. 59. ISSN : 0075-966X, 2101-0234. DOI : 10.3917/ling.371.0059. URL : http://www.cairn.info/revue-la-linguistique-2001-1-page-59.htm (cf. p. 32).

[244] Henriette WALTER. « Effets de la mondialisation sur les langues étrangères ». In : *Comprendre la mondialisation II*. Sous la dir. de Sylvain ALLEMAND et al. Éditions de la Bibliothèque publique d'information, 2008. ISBN : 978-2-84246-113-3. DOI : 10.4000/books.bibpompidou.677. URL : http://books.openedition.org/bibpompidou/677 (visité le 22/03/2017).

[245] Henriette WALTER. « En traduisant, faut-il toujours être précis ? » In : *La linguistique* 47.1 (2011), p. 27. ISSN : 0075-966X, 2101-0234. DOI : 10.3917/ling.471.0027. URL : http://www.cairn.info/revue-la-linguistique-2011-1-page-27.htm (visité le 22/03/2017) (cf. p. 45).

[246] Henriette WALTER. « L'intégration des mots venus d'ailleurs ». In : *Alsic* 8.1 (1er déc. 2005). ISSN : 1286-4986. DOI : 10.4000/alsic.324. URL : http://alsic.revues.org/324 (cf. p. 193).

[247] Henriette WALTER. « Le lexique de l'informatique et l'emprise de l'anglais ». In : *La Linguistique* 33.2 (1997), p. 45-59. ISSN : 0075966X. URL : http://www.jstor.org/stable/30249256 (cf. p. 199).

[248] Henriette WALTER et Marie POINSOT. « Les mots migrateurs ». In : *Hommes & migrations* 1288 (1er nov. 2010), p. 130-136. ISSN : 1142-852X, 2262-3353. DOI : 10.4000/hommesmigrations.880. URL : http://hommesmigrations.revues.org/880.

[249] Christian WAROLIN. « La vente du sucre par les apothicaires et les épiciers parisiens au XVIIe siècle ». In : *Revue d'histoire de la pharmacie* 87.322 (1999), p. 217-226. ISSN : 0035-2349. DOI : 10.3406/pharm.1999.4741. URL : http://www.persee.fr/web/revues/home/prescript/article/pharm_0035-2349_1999_num_87_322_4741 (cf. p. 231).

[250] Uppsala Universiteit Bibliotek WEBBREDAKTIONEN, éd. *Uppsala University Library, Codex argenteus*. 2017. URL : http://www.ub.uu.se/about-the-library/exhibitions/codex-argenteus/ (cf. p. 108).

[251] George WEBER. « The World's 10 Most Influential Languages ». In : *Language Today* 2 (déc. 1997) (cf. p. 42).

[252] Hans WEHR et Lorenz KROPFITSCH. *Arabisches Wörterbuch für die Schriftsprache der Gegenwart : arabisch-deutsch*. 5e éd. Wiesbaden : Harrassowitz, Otto, 1985. 1452 p. ISBN : 978-3-447-06584-9 (cf. p. 65).

[253] Stephen Tze-Inn WU et al. « Unified Medical Language System term occurrences in clinical notes : a large-scale corpus analysis ». In : *Journal of the American Medical Informatics Association* 19 (1er juin 2012), e149-e156. ISSN : 1067-5027. DOI : 10.1136/amiajnl-2011-000744 (cf. p. 28).

[254] Turrell WYLIE. « A Standard System of Tibetan Transcription ». In : *Harvard Journal of Asiatic Studies* 22 (déc. 1959), p. 261. ISSN : 00730548. DOI : 10.2307/2718544. URL : http://www.jstor.org/stable/2718544?origin=crossref (cf. p. 244).

[255] Po-Ching YIP. *The Chinese lexicon : a comprehensive survey*. London New York : Routledge, 2000. ISBN : 0-415-15174-0 (cf. p. 157, 158).

[256] Θεόδωρος Α. ΡΟΖΓΟΒΆΣ. *Nouveau dictionnaire français-grec moderne*. 2e éd. [Leonidio (Grèce)] : Th. Rosgovas, 2002. ISBN : 960-87215-2-0 (cf. p. 111, 241).

[257] Николай Васильевич Гоголь. *Мертвые души*. 2011. URL : http://az.lib.ru/g/gogolx_n_w/text_0140.shtml (cf. p. 49).

[258] 尚芳 郑张. 上古音系 *Old Chinese phonology*. 上海 [Shanghai] : 上海教育出版社, 2003. ISBN : 978-7-5320-9244-4 (cf. p. 157-160, 162, 240).

Table des figures

Table des matières

Sciences

aux éditions L'Harmattan

Dernières parutions

ONTOGÉNÈSE ET VARIATIONS GÉNÉTIQUES DE L'ARCHITECTURE DU SYSTÈME RACINAIRE DES MONO ET DICOTYLÉDONES MODÈLES
Varin Sébastien
Dans un contexte de changements globaux mondiaux, les plantes modèles sont prévues pour servir comme aide importante dans la compréhension du développement, de mécanismes de communications, de la production d'énergies, biocarburants, matériaux, aliments à partir des plantes. Interface biologique majeure au rôle clef dans un grand nombre de processus et en raison de sa sensibilité à l'environnement, le système racinaire sera présenté puisqu'il démontre une plasticité considérable mais contrainte génétiquement. Cette synthèse correspond au deuxième point d'une étude constituée de quatre tomes.
(26.50 euros, 254 p.)
ISBN : 978-2-343-10045-6, ISBN EBOOK : 978-2-14-003146-5

PLASTICITÉ ET INSTABILITÉ DÉVELOPPEMENTALE
Concept en biologie – Exemple des végétaux
Varin Sébastien
La plasticité est une idée introduite par Woltereck en 1909, juste après la séparation conceptuelle du génotype et du phénotype par Johannsen. Depuis, le caractère plastique des traits et le caractère évolutif du phénomène de plasticité ont été négligés. Or, Darwin l'avait prédit en signalant qu'il n'avait pas suffisamment insisté sur le rôle de l'environnement dans sa théorie de l'évolution. Cette étude est basée sur une rétrospective clarifiée du concept de Plasticité dans le monde animal et végétal. Cette synthèse correspond au premier point d'une étude constituée de quatre tomes.
(30.00 euros, 290 p.)
ISBN : 978-2-343-10046-3, ISBN EBOOK : 978-2-14-003147-2

IMPLICATION DES BACTÉRIES SOLVANTOGÈNES ET RHIZOBACTÉRIES ÉMETTRICES DE COV DANS LES CHANGEMENTS GLOBAUX ET LA PLASTICITÉ
Varin Sébastien
Les composés organiques volatils participent à des phénomènes perturbant les équilibres de l'atmosphère et contribuent aux changements globaux. Ils sont

surtout émis par les sources biogènes. Ce livre est le quatrième point d'une étude composée de quatre tomes. Il s'intègre parfaitement dans une optique philosophique de biomimétisme. Il présente : les connaissances actuelles des échanges d'informations médié par des volatils entre les bactéries, les plantes et mammifères comme l'homme, et enfin, les perspectives techniques du concept de Plasticité des organismes dans ce contexte de changements globaux.
(45.00 euros, 542 p.)
ISBN : 978-2-343-10043-2, ISBN EBOOK : 978-2-14-003264-6

RHIZOBACTÉRIES ET PGPR ÉMETTRICES DE COMPOSÉS ORGANIQUES VOLATILS ET IMPLICATION PERMACULTURALE-AGRO-ÉCOLOGIQUE
Varin Sébastien
Les systèmes agricoles durables (biodynamie, agroforesterie, agroécologie et permaculture) reposent sur une cohérence milieu-système très forte, où le contexte pédoclimatique a une grande importance. L'équilibre de ce milieu vivant et complexe dépend de celui des hommes, des animaux, des plantes et des micro-organismes du sol. Ces derniers représentent une importante part de la biodiversité de la planète. C'est à ce compartiment vivant et aux effets des rhizobactéries sur la plasticité des plantes, qu'est consacré ce livre correspondant au troisième point d'une étude constituée de quatre tomes.
(35.50 euros, 344 p.)
ISBN : 978-2-343-10044-9, ISBN EBOOK : 978-2-14-003265-3

BAROMÈTRES, MACHINES PNEUMATIQUES ET THERMOMÈTRES
Chez et autour de Pascal, d'Amontons et de Réaumur
Locqueneux Robert
Cet ouvrage présente à la fois une histoire et une anthologie des travaux de quelques physiciens qui ont conçu et fabriqué des baromètres, des machines à vide et des thermomètres, instruments qui, en leur temps (XVIe et XVIIIe siècles), furent des inventions nouvelles. Les travaux de trois auteurs sont privilégiés : Pascal, Amontons et Réaumur avec une remise en contexte de leurs ouvrages, des événements qui les motivent, des travaux qui les inspirent, des questions qu'ils se posent et des phénomènes qu'ils veulent interpréter.
(Coll. Acteurs de la Science, 21.00 euros, 204 p.)
ISBN : 978-2-343-04995-3, ISBN EBOOK : 978-2-336-37182-5

CE MONDE QUI VIENT
Sciences, matérialisme et posthumanisme au XXIe siècle
Basquiat Jean-Paul - Préface de Paul Basquiat
Le monde qui vient sera ce que nous en ferons. Encore faut-il avoir le courage de regarder l'avenir en face. C'est à cet effort salutaire que cet opuscule invite le lecteur. Appuyé sur les recherches les plus pointues, il propose de décrypter sous tous ses aspects le monde nouveau porté par l'évolution des sciences et des techniques.
(Coll. Questions contemporaines, 10.00 euros, 66 p.)
ISBN : 978-2-343-05055-3, ISBN EBOOK : 978-2-336-36475-9

MANUEL DES PROBABILITÉS OU MATHÉMATIQUES DE L'INCERTAIN

Laloire Jean-Claude - Préface de Michel Delecroix

Ce manuel présente les aspects pratiques de l'analyse des données et les aspects théoriques des probabilités. Cela permet à la fois de comprendre les phénomènes observés, d'en déduire une prévision et ainsi de se projeter vers l'avenir avec un maximum de sécurité. Les méthodes proposées s'appliquent aussi bien aux sciences humaines qu'aux sciences biologiques et médicales et sont mises en pratique à l'aide de nombreux exercices corrigés.

(48.00 euros, 504 p.)

ISBN : 978-2-343-04627-3, ISBN EBOOK : 978-2-336-36043-0

MILLE ANS D'ASTRONOMIE ET DE GÉOPHYSIQUE

D'Aristote au haut Moyen Âge

De Felice Pierre

Le ciel et la terre sont observés depuis la plus haute antiquité. Ne disposant pas d'instruments de mesure appropriés, les hommes proposent des explications incluant l'action divine ou s'en affranchissant. D'Aristote (IVe siècle avant J.-C.) jusqu'à Isidore de Séville (VIe-VIIe siècles après J.-C.), les auteurs grec, latin, médiéval ont compilé et décrit les connaissances de leur temps sur les astres, les phénomènes atmosphériques et géophysiques en tentant de démythifier le monde qui les entoure. Ce livre illustre aussi le difficile processus de naissance de la connaissance.

(Coll. Acteurs de la Science, 14.00 euros, 128 p., Illustré en noir et blanc)

ISBN : 978-2-343-03816-2, ISBN EBOOK : 978-2-336-36544-2

LA VALEUR DE L'ESPÈCE

La biodiversité en questions

Lherminier Philippe

Philippe Lherminier est généticien; il propose de s'interroger sans faux-semblant sur la valeur de l'espèce. Que perd-on lorsqu'une espèce s'éteint ? Quelle valeur disparaît ? Il y a de multiples réponses : l'espèce vaut parce qu'elle est utile ou inutile, abondante ou rare, connue ou inconnue, ancienne ou récente, proche ou lointaine, ressemblante ou différente de l'homme, comprise ou mystérieuse.

(Coll. Acteurs de la Science, 13.50 euros, 128 p.)

ISBN : 978-2-343-04141-4, ISBN EBOOK : 978-2-336-35913-7

QUESTIONNEMENTS D'UN OCÉANOGRAPHE

Une immersion dans le monde de la recherche et les questions éthiques qu'elle soulève

Pichevin Thierry

Ce livre décrit de l'intérieur le travail de recherche en océanographie physique de Thierry Pichevin, son contexte, ses méthodes et ses enjeux procurant ainsi au lecteur une immersion dans le quotidien d'un chercheur. D'autre part, il procède à l'analyse éthique rigoureuse des questionnements rencontrés, tout en montrant que tout chercheur peut être confronté à des questionnements comparables.

(22.00 euros, 226 p.)

ISBN : 978-2-343-03444-7, ISBN EBOOK : 978-2-336-35786-7

À L'OMBRE DES FORÊTS
Usages, images et imaginaires de la forêt
Sous la direction de Philippe Billet, Claire Harpet et Jean-Philippe Pierron
Qu'est-ce qu'une forêt ? De quoi sont faites les forêts ? Nous construisons tous une image de la forêt empreinte de vécus et d'imaginaires, procédant d'une accumulation de souvenirs, de connaissances et de représentations médiatiques et institutionnelles. A l'aune d'une prise de conscience de la finitude des ressources naturelles et du changement climatique, il est fondamental de savoir ce que la «forêt» veut dire.
(Coll. Éthique, droit et développement durable, 26.00 euros, 248 p.)
ISBN : 978-2-343-02807-1, ISBN EBOOK : 978-2-336-35819-2

UN BOTANISTE AUTOUR DU MONDE
Afrique, Amérique, Australie
Delange Yves
L'auteur, botaniste, nous invite à la découverte des différents milieux naturels peu connus des Européens, notamment ceux encore peu altérés par la civilisation et caractéristiques de formations extrêmement riches sur le plan de la diversité biologique, tels que les mattorales ou hauts plateaux mexicains, le bush, le veld et le fynbos en Afrique australe, ou encore le mulga, le mallee et la jarrah forest australiens.
(Coll. Biologie, écologie, agronomie, 25.00 euros, 256 p.)
ISBN : 978-2-343-03492-8, ISBN EBOOK : 978-2-336-35415-6

VOYAGES D'UN BOTANISTE EN EURASIE
France, Scandinavie, Italie, Grèce, Japon, Inde, Cambodge
Delange Yves
L'auteur, botaniste, nous présente ici nombre d'espèces végétales, à travers ses récits de voyages, des pays du nord de l'Europe jusque dans la lointaine Asie, avec des séjours dans différents espaces méditerranéens. Il livre également de nombreuses informations recueillies au cours de rencontres avec différentes cultures, concernant les productions agricoles, l'alimentation, les traditions culinaires, mais aussi diverses spiritualités vouées aux cultes de la nature, en Inde et en Extrême-Orient.
(Coll. Biologie, écologie, agronomie, 21.50 euros, 224 p.)
ISBN : 978-2-343-03491-1, ISBN EBOOK : 978-2-336-35416-3

COELACANTHE (LE), UNE ESPÈCE ANIMALE À L'ÉPREUVE DES MÉDIAS
Barrère Florent
Le coelacanthe est l'objet de bien des fantasmes : affaire commerciale dans les îles Comores ; course au «spécimen» naturalisé dans les muséums ; étude anatomique dans le seul but de conforter l'hypothèse du «grand-père de l'Homme»... Devenu à ses dépens vedette médiatique, le coelacanthe s'extraira de ce marasme par un retour à son objet scientifique initial : dans les années quatre-vingt, le coelacanthe est enfin filmé dans son milieu naturel.
(Coll. Champs visuels, 20.00 euros, 192 p.)
ISBN : 978-2-296-99785-1, ISBN EBOOK : 978-2-296-53096-6

Structures éditoriales du groupe L'Harmattan

L'Harmattan Italie
Via degli Artisti, 15
10124 Torino
harmattan.italia@gmail.com

L'Harmattan Hongrie
Kossuth l. u. 14-16.
1053 Budapest
harmattan@harmattan.hu

L'Harmattan Sénégal
10 VDN en face Mermoz
BP 45034 Dakar-Fann
senharmattan@gmail.com

L'Harmattan Cameroun
TSINGA/FECAFOOT
BP 11486 Yaoundé
inkoukam@gmail.com

L'Harmattan Burkina Faso
Achille Somé – tengnule@hotmail.fr

L'Harmattan Guinée
Almamya, rue KA 028 OKB Agency
BP 3470 Conakry
harmattanguinee@yahoo.fr

L'Harmattan RDC
185, avenue Nyangwe
Commune de Lingwala – Kinshasa
matangilamusadila@yahoo.fr

L'Harmattan Congo
67, boulevard Denis-Sassou-N'Guesso
BP 2874 Brazzaville
harmattan.congo@yahoo.fr

L'Harmattan Mali
Sirakoro-Meguetana V31
Bamako
syllaka@yahoo.fr

L'Harmattan Togo
Djidjole – Lomé
Maison Amela
face EPP BATOME
ddamela@aol.com

L'Harmattan Côte d'Ivoire
Résidence Karl – Cité des Arts
Abidjan-Cocody
03 BP 1588 Abidjan
espace_harmattan.ci@hotmail.fr

L'Harmattan Algérie
22, rue Moulay-Mohamed
31000 Oran
info2@harmattan-algerie.com

L'Harmattan Maroc
5, rue Ferrane-Kouicha, Talaâ-Elkbira
Chrableyine, Fès-Médine
30000 Fès
harmattan.maroc@gmail.com

Nos librairies en France

Librairie internationale
16, rue des Écoles – 75005 Paris
librairie.internationale@harmattan.fr
01 40 46 79 11
www.librairieharmattan.com

Lib. sciences humaines & histoire
21, rue des Écoles – 75005 Paris
librairie.sh@harmattan.fr
01 46 34 13 71
www.librairieharmattansh.com

Librairie l'Espace Harmattan
21 bis, rue des Écoles – 75005 Paris
librairie.espace@harmattan.fr
01 43 29 49 42

Lib. Méditerranée & Moyen-Orient
7, rue des Carmes – 75005 Paris
librairie.mediterranee@harmattan.fr
01 43 29 71 15

Librairie Le Lucernaire
53, rue Notre-Dame-des-Champs – 75006 Paris
librairie@lucernaire.fr
01 42 22 67 13

www.ingramcontent.com/pod-product-compliance
Lightning Source LLC
LaVergne TN
LVHW011458061026
849535LV00004BA/1125